Mediterrane Rezepte zum Abnehmen

Das Kochbuch zur Mittelmeer-Diät.
So genussvoll können Sie Ihre Herz-Kreislauf-
Gesundheit fördern und dabei Gewicht verlieren
(Inkl. Nährwerten und Punkten)

Jacopo Bianchi

Inhalte

Vorwort

Sind Sie auf der Suche nach einer gesunden Ernährungsform, die einem üppigen Abendessen und auch dem ein oder anderen Glas Rotwein einen Platz einräumt? Dann sind Sie hier richtig! Die mediterrane Kost steht im Ruf, eine der gesündesten Ernährungsformen überhaupt zu sein. Diese Meinung beruht auf Studien, Untersuchungen und Erfahrungen, die sich seit den 50er und 60er Jahren mit den Essgewohnheiten rund um den Mittelmeer-Raum beschäftigen. Seitdem kristallisieren sich immer mehr Erfolgsformeln der Mittelmeer-Ernährung heraus. Dieses Buch vermittelt Ihnen 80 Rezepte zur mediterranen Kost – betrachten Sie diese als Ihre persönlichen 80 Erfolgsformeln!

Welchem Ziel genau diese Erfolgsformeln unterworfen sind, entscheiden Sie persönlich: Ob Sie abnehmen, einfach gesünder essen oder mehr Pepp in Ihre Küche bringen möchten – Ihnen sind mit der Mittelmeer-Kost keinerlei Grenzen gesetzt. Die einzigen existierenden Grenzen sind jene, die Sie sich selbst schaffen, indem Sie sich nicht auf die Rezepte und die Chancen, die sich Ihnen mit diesen eröffnen, einlassen.

Sie lassen sich darauf ein? Wunderbar!

Dann begeben Sie sich auf eine Reise durch die mediterrane Küche, die traditionelle Gerichte aus Frankreich, Spanien, Portugal, Italien, Griechenland, der Türkei, Kroatien, Israelund weiteren internationalen Küchen für Sie bereithält. Dabei werden Sie sowohl auf leicht als auch schwierig zuzubereitende Speisen treffen. Aber eines werden Sie definitiv haben, wenn Sie den Rezepten und der Vielfalt offen begegnen: Den puren Spaß und einen kulinarischen Genuss in einem Ausmaß, wie es Ihnen bisher unbekannt sein dürfte. Über allem thronen stets die zentralen Aspekte der mediterranen Küche:

- Frische, Frische und Frische!
- Reichhaltige Auswahl an Kräutern und Gewürzen!
- Olivenöl für ein Aroma und den gesundheitlichen Mehrwert!

Frische Lebensmittel können dabei sogar günstig sein. Selbst in Bio-Läden finden sich attraktive Angebote. Gemüse und Obst lassen sich auf eigenen Parzellen, im Garten des Hauses oder auf einem Balkon Ihrer Wohnung züchten. Kräuter und Gewürze sind preislich zumeist gering angesiedelt und über längere Zeiträume nutzbar. Was das Olivenöl angeht, so ist dieses ein wahrer Allrounder, der auch außerhalb der mediterranen Kost ein Bestandteil der Küche sein sollte. Wie Sie sehen, ist die mediterrane Kost also ohne Umschweife umsetzbar, und es gibt keine Ausreden: Die neue Lebensqualität ist zum Greifen nah!

Selbst Vegetarier und Veganer kommen auf Ihre Kosten, da die mediterrane Küche eine schier unermessliche Auswahl an Linsen-, Couscous- sowie Reisgerichten und Gemüse zu Ihrem täglichen Programm macht. Pescetarier dürfen sich über die beeindruckende Vielfalt an Fischspeisen freuen. Wer wenig Kohlenhydrate isst, wird die kohlenhydratarmen Speisen zu schätzen wissen.

Kommen wir nun zu den Rezepten, die dieses Kochbuch für Sie bereithält. Um in der großen Auswahl den Überblick zu behalten, sind die 80 Rezepte in sieben Kategorien aufgeteilt. In jeder der Kategorien erwarten Sie zehn Rezepte. Die Ausnahme davon bildet die Kategorie „Abendessen", die eine geballte Vielfalt an 20 Rezepten aufbietet. Wieso ausgerechnet 20 Rezepte beim Abendessen? Grund dafür ist, dass das Abendessen in den Mittelmeer-Regionen den größten Stellenwert einnimmt. Es ist die Tagesmahlzeit, zu der alle Familienmitglieder, Freunde und/oder Bekannte zusammenkommen, um in geselliger Runde den Tag ausklingen zu lassen – am üppig bestückten Esstisch, mit dem ein oder anderen Glas Rotwein, bei einer lockeren Stimmung. Aber es ist nicht das Abendessen allein, welches Sie verzaubern wird: Mit dem Frühstück und dem Mittagessen werden die obligatorischen Tagesmahlzeiten würdig abgeschlossen. Der Rest bietet Ihnen jeweils zehn Rezepte zu Vorspeisen, Suppen, Desserts und eine Sonderkategorie zum Abschluss. Diese Sonderkategorie präsentiert Ihnen zehn Gerichte, die einen hohen Aufwand erfordern, aber den Geist der mediterranen Kost auf einem ebenso hohen Niveau widerspiegeln. Ob es die französische Bouillabaisse oder die spanische Paella ist – mit raffinierten Gerichten dieser Art findet dieses Kochbuch einen phänomenalen Abschluss.

Doch noch befinden Sie sich am Anfang einer einzigartigen kulinarischen Reise, die Ihnen durch die mediterrane Ernährung ein verbessertes Wohlbefinden verschaffen kann und neue Blickwinkel eröffnet. Lassen Sie sich auf diese Erfahrung ein und genießen Sie es.

Viel Spaß, Erfolg und Leidenschaft mit der mediterranen Kost!

Vorspeisen

Vorspeisen gehören zur mediterranen Küche wie die Sonne zum Tag. Auch in ausländischen Restaurants hierzulande dürfen Gäste diese Erfahrung machen. So ist der Teller Peperoni beim Griechen ebenso sehr die Norm wie die Bruschetta beim Italiener. Als besonders beeindruckend erweist sich dabei die Art und Weise, wie vielfältig sich einige der Vorspeisen zubereiten lassen: Von gegrillten Peperoni über kalte Peperoni bis hin zu gebratenen Peperoni mit Käse, Zwiebeln und Knoblauch als Beilage ist reichlich Spielraum für leere und erwartungsvolle Mägen geschaffen.

Während in Deutschland vornehmlich die Salatteller über den Tisch wandern, haben die Mittelmeernationen im Zusammenspiel untereinander eine Fülle an Vorspeisen geschaffen, die Abwechslung und Spaß garantiert. Vereinzelt lassen sich die Vorspeisen in größeren Portionen sogar als Hauptmahlzeiten nutzen, was insbesondere bei Diätzielen Spielraum und Kreativität bei kalorienarmen Mahlzeiten verschafft. Dieses Kapitel möchte dem Anspruch gerecht werden, der bei Ihnen angesichts der Vielfalt an Vorspeisen erweckt wurde:

- Sie erhalten eine erlesene Auswahl an Vorspeisen, um jedes Mal vor dem Hauptgang eine innovative kulinarische Erfahrung zu erleben.
- Die Vorspeisen spiegeln die Kreativität und die Einzigartigkeit der Geschmäcker wider, die sich die Mittelmeer-Ernährung zu eigen gemacht hat.
- Durch Erweiterung der Portionen lassen sich die Vorspeisen auch für Hauptgänge nutzen.

Bei alledem werden die klassischen Merkmale der mediterranen Ernährung eingehalten: So sind Kräuter, Olivenöl und frische Zutaten ein integraler Bestandteil der meisten Vorspeisen in diesem Kapitel. Einige wenige, zum Beispiel der Pannacotta-Salat als erstes Rezept, weichen ein Stück weit von dieser Prämisse ab, bieten Ihnen dafür aber umso mehr Abwechslung.

Wärmen Sie sich mit den folgenden zehn Vorspeisen auf, um für die Geschmacksexplosion der Hauptgerichte und weitere Rezepte in den Kapiteln dieses Buches bereit zu sein.

Die etwas andere Pannacotta mit Salat

Nährwerte pro Portion: 94 kcal, 5 g KH, 3 g EW, 7 g FE
Punkte pro Portion: 4

Zutaten für 10 Portionen:

- Für die Pannacotta:
- 250 g Buttermilch
- 250 g Sahneersatz zum Schlagen, 19 % Fett
- 5 Blätter Gelatine
- 4 TL Feigensenf
- Salz und Pfeffer
- Für das Dressing:
- 1 EL Weißweinessig
- 1 EL Rapsöl
- 1 TL Feigensenf
- 1 TL Rhabarbersirup
- Für den Salat:
- 1 Paprika, gelb
- 1 Salatgurke
- 1 Bund Radieschen
- 1 Beet Kresse
- 10 Stängel Brunnenkresse

Zubereitung:

1. Zuerst wird die Gelatine in kaltem Wasser für 5 bis 10 Minuten eingeweicht.
2. In der Zwischenzeit Buttermilch, Feigensenf und Sahneersatz vermengen und mit Salz und Pfeffer abschmecken.
3. Anschließend die Gelatine ausdrücken und in einen Topf geben. Bei geringer Wärmezufuhr unter Rühren auflösen und etwas von der Buttermilch-Mischung hinzugeben. Gut verrühren und diese Masse unter den Rest der Buttermilch-Mischung heben.
4. Die Mischung nun in 10 Dessertgläser füllen und für mindestens 4 Stunden kaltstellen.
5. Währenddessen Essig, Rhabarbersirup und Feigensenf für das Dressing verrühren und das Öl nach und nach hinzugeben. Zum Schluss 2 bis 3 EL Wasser einrühren und alles mit Salz und Pfeffer abschmecken.
6. Nun das Gemüse waschen oder schälen und in mundgerechte Stücke schneiden.
7. Das Gemüse mit dem Dressing anmachen und kurz vor dem Servieren auf die Pannacotta geben. Mit der gezupften und geputzten Kresse garnieren.

Garnelen mit Limetten

Nährwerte pro Portion: 124 kcal, 3 g KH, 9 g EW, 8 g FE
Punkte pro Portion: 2

Zutaten für 6 Portionen:

- 250 g Riesengarnelen
- 4 Limetten
- 2 Knoblauchzehen, gehackt
- 3 EL Olivenöl
- 4 EL Petersilie, fein gehackt
- 1 Schuss Sherry, trocken
- Salz und Pfeffer

Zubereitung:

1. Zuerst von zwei der Limetten die Schale dünn abreiben. Die Früchte halbieren und auspressen. Die restlichen Limetten in Spalten schneiden.
2. Nun die Garnelen putzen und die Beine entfernen. Die Garnelen längs am Rücken entlang einschneiden und den Darm herauslösen. Nochmals gründlich abspülen und mit einem Tuch trocknen.
3. Anschließend das Öl in einer Pfanne erhitzen und den Knoblauch darin anrösten. Die Garnelen hinzugeben und anbraten.
4. Danach die Limettenschalen, -saft und Sherry ebenfalls in die Pfanne geben und alles gut vermengen.
5. Zum Schluss die Garnelen auf Tellern anrichten und mit der Sauce übergießen. Als Garnitur die Limettenspalten auflegen.

Bruschetta

Nährwerte pro Portion: 94 kcal, 6 g KH, 1 g EW, 7 g FE
Punkte pro Portion: 4

Zutaten für 12 Portionen:

- 1 Baguette
- 6 Fleischtomaten
- 6 EL Olivenöl
- 3 Knoblauchzehen
- ½ Bund Basilikum
- Salz und Pfeffer

Zubereitung:

1. Als erstes die Tomaten am unteren Ende kreuzweise einritzen und in einem Topf mit heißem Wasser köcheln lassen. Anschließend die Haut und den Strunk entfernen und das Fruchtfleisch in Würfel schneiden.
2. Im Anschluss 2 Knoblauchzehen schälen und fein hacken. Das Basilikum putzen und ebenfalls hakken.
3. Nun Tomaten zusammen mit Knoblauch, Basilikum und 4 EL Olivenöl mischen und mit Salz und Pfeffer abschmecken. In den Kühlschrank stellen, damit die Masse durchziehen kann.
4. Währenddessen den Backofen auf 190 °C vorheizen und ein Backblech mit Backpapier auslegen.
5. Das Baguette in Scheiben schneiden und auf dem Blech verteilen. Die Brotscheiben mit dem restlichen Olivenöl beträufeln und im Ofen knusprig backen.
6. In der Zwischenzeit die letzte Knoblauchzehe schälen und halbieren und das Brot hiermit von beiden Seiten einstreichen.
7. Zum Schluss noch die Tomatenmischung auf den Brotscheiben verteilen.

Abugannus

Nährwerte pro Portion: 96 kcal, 13 g KH, 4 g EW, 3 g FE
Punkte pro Portion: 1

Zutaten für 2 Portionen:

➤ 2 Spitzpaprika
➤ 2 Tomaten
➤ 2 Knoblauchzehen
➤ 1 Aubergine
➤ etwas Olivenöl
➤ Salz

Zubereitung:

1. Zunächst das Gemüse waschen. Die Tomaten an der Oberseite kreuzförmig einschneiden, die Aubergine halbieren. Die Paprika ebenfalls halbieren und die Kerne entfernen.
2. Nun das Gemüse auf einen Backrost geben und bei 180 °C im Ofen für ca. 20 min garen. Dabei darauf achten, dass das Gemüse nicht zu dunkel wird. Eventuell muss die Paprika vorher herausgenommen werden.
3. Sobald das Gemüse gegart ist, den Rost aus dem Ofen nehmen und alles abkühlen lassen.
4. Die Haut des Gemüses abziehen und dieses fein hacken. Mit Salz würzen. Den Knoblauch schälen und ebenfalls hacken.
5. Nun alles in eine Schüssel geben und mit etwas Olivenöl glattrühren.
6. Die leckere Vorspeise genießt man am besten mit einem Stück Fladenbrot.

Menemen

Nährwerte pro Portion: 89 kcal, 7 g KH, 5 g EW, 5 g FE
Punkte pro Portion: 0

Zutaten für 3 Portionen:

➢ 2 Paprika
➢ 1 Tomate
➢ 1 Zwiebel
➢ 2 Eier
➢ 1 TL Olivenöl
➢ Salz und Pfeffer

Zubereitung:

1. Zunächst die Paprika waschen, halbieren, die Kerne entfernen und in kleine Würfel schneiden. Die Zwiebel schälen, halbieren und hacken. Die Tomate häuten, vierteln, die Kerne entfernen und das Fruchtfleisch ebenfalls würfeln.
2. Im Anschluss das Olivenöl erhitzen und die Zwiebeln darin glasig andünsten. Paprika hinzugeben und mitbraten.
3. Nun die Wärmezufuhr reduzieren und die Tomaten ebenfalls in die Pfanne geben und anbraten.
4. In der Zwischenzeit die Eier aufschlagen und in einer Schale verquirlen. Sobald keine Flüssigkeit mehr in der Pfanne vorhanden ist, die Eier hinzugeben und stocken lassen.
5. Zum Schluss alles mit Salz und Pfeffer abschmecken.

Tzatziki

Nährwerte pro Portion: 98 kcal, 8 g KH, 4 g EW, 5 g FE
Punkte pro Portion: 3

Zutaten für 4 Portionen:

➢ 1 Becher Naturjoghurt, 1,5 % (fettreduziert)
➢ 1 Becher Sauerrahm
➢ 6 Knoblauchzehen
➢ 1 Gurke
➢ 1 Schuss Zitronensaft
➢ Salz und Pfeffer

Zubereitung:

1. Zunächst die Gurke waschen und fein raspeln. Die Gurkenraspeln mit Salz bestreuen und auswässern lassen.
2. Anschließend die Gurke abseihen, ausdrücken und mit Salz, Pfeffer und Zitronensaft abschmecken.
3. Nun den Knoblauch schälen und fein hacken.
4. Joghurt und Sauerrahm vermengen und Gurke und Knoblauch untermischen. Vor dem Verzehr etwas durchziehen lassen.

Feta-Tomaten

Nährwerte pro Portion: 94 kcal, 4 g KH, 5 g EW, 6 g FE
Punkte pro Portion: 1

zutaten für 3 Portionen:

➢ 2 Tomaten
➢ 70 g Feta
➢ 2 Knoblauchzehen
➢ 1 Bund Basilikum
➢ 1 TL Olivenöl
➢ Salz und Pfeffer

Zubereitung:

1. Zunächst den Backofen auf 180 °C vorheizen und aus Backpapier ein Schiffchen formen. Dabei die Enden gut zusammendrehen.
1. Anschließend die Tomaten waschen und in Scheiben schneiden. Diese in das Backpapier legen.
2. Den Knoblauch schälen und klein würfeln, das Basilikum putzen und hacken. Alles ebenfalls in das Schiffchen legen, mit Salz und Pfeffer würzen, Olivenöl hinzugeben und mit dem Feta bestreuen.
3. Das Tomatenschiffchen für 15 Minuten im Ofen backen.

Jakobsmuscheln

Nährwerte pro Portion: 97 kcal, 5 g KH, 7 g EW, 5 g FE
Punkte pro Portion: 2

Zutaten für 2 Portionen:

➢ 6 Jakobsmuscheln
➢ 1 EL neutrales Pflanzenöl
➢ 1 EL Mehl
➢ 1 Prise Salz
➢ 1 Prise Pfeffer

Zubereitung:

1. Zuerst die Jakobsmuscheln unter fließendem Wasser gründlich waschen und mit einem Tuch trockentupfen.
2. Anschließend mit Salz und Pfeffer würzen und mit Mehl bestäuben.
3. Nun das Öl in einer Pfanne erhitzen und die Jakobsmuscheln darin von beiden Seiten jeweils ca. 90 Sekunden anbraten. Dabei eine mittlere Hitze wählen.
4. Beim Aufschneiden sollten die Jakobsmuscheln glasig sein.

Linsensalat

Nährwerte pro Portion: 54 kcal, 8 g KH, 5 g EW, 0 g FE
Punkte pro Portion: 0

Zutaten für 4 Portionen:

- ➢ 4 EL Belugalinsen
- ➢ 1 EL Zwiebel, gewürfelt
- ➢ 1 EL Radicchio, in Streifen
- ➢ 1 EL Apfelessig
- ➢ 1 TL Zucker
- ➢ Salz und Pfeffer

Zubereitung:

1. Zunächst die Linsen nach Packungsanweisung zubereiten.
2. In der Zwischenzeit die Zwiebel mit dem Radicchio mischen und mit Zucker, Salz, Pfeffer und Essig vermengen.
3. Nun die Linsen abgießen und zur Salat-Zwiebel-Mischung geben.

Thunfischsalat

Nährwerte pro Portion: 100 kcal, 9 g KH, 12 g EW, 2 g FE
Punkte pro Portion: 0

Zutaten für 4 Portionen:

- ➤ 2 Dosen Thunfisch im eigenen Saft
- ➤ 300 g Tomaten
- ➤ 2 Paprika
- ➤ 1 Zwiebel
- ➤ 1 Becher Joghurt, 1,5 % (fettarm)
- ➤ 1 EL Senf
- ➤ 1 Prise Paprikapulver
- ➤ 3 EL gemischte Kräuter
- ➤ Salz und Pfeffer

Zubereitung:

1. Zunächst die Paprika waschen, entkernen und würfeln. Die Tomaten ebenfalls waschen und klein-schneiden. Beides zusammen in eine Schüssel geben.
2. Anschließend die Zwiebel schälen, halbieren und hacken. Den Thunfisch abtropfen lassen und bei-des ebenfalls in die Schüssel geben.
3. Danach Joghurt in ein hohes Rührgefäß geben und mit Senf und den Kräutern verrühren. Mit Salz und Pfeffer abschmecken und mit dem Dressing den Salat anmachen.

Frühstück

Das mediterrane Frühstück ist ein Fall für sich. Warum? Möchte man ganz provokant sein, könnte man sagen: Weil es im mediterranen Raum kein Frühstück gibt. Dass dies nicht ganz der Wahrheit entspricht, zeigt sich insbesondere bei einem Blick in den französischen Süden, Spanien, Portugal und Italien. Doch tatsächlich wird in den meisten mediterranen Gegenden ein im Vergleich zu Deutschland geringer Wert auf das Frühstück gelegt. Um jedoch den europäischen Gewohnheiten gerecht zu werden, wurde eine Reise durch die Mittelmeerregionen unternommen, um eine feine Auswahl im Bereich des Frühstücks zusammenzustellen. In der Tat ist es gelungen, auch hierzu Rezepte zu finden, die den mediterranen Ansprüchen gerecht werden:

- Vom französischen Klassiker, dem Crêpes, über das spanische Omelett mit Kartoffeln bis hin zum Cilibir, einer scharfen Speise mit individuellem Gewürzmix.
- Morgens schon auf dem mediterranen Genießer-Trip mit dem Wunsch nach Wein? Dann versuchen Sie sich am Rabanadas, einem Baguette mit Portwein.
- Darf es Süße in Kombination mit Frische sein? Dann sagen Sie den zuckerreichen Frühstücksprodukten *„Adios!"* und genießen Sie das Aprikosen-Frühstück.

Die Frühstücksgerichte enthalten allesamt pro Portion weniger als 400 Kalorien und erfüllen somit ein wichtiges Kriterium der mediterranen Küche: Morgens kalorienarm und bescheiden essen, um für den Mittag, aber allem voran für den Abend reichlich Raum für üppige und gesunde Mahlzeiten zu schaffen. Denn am Abend versammeln sie sich alle im mediterranen Raum: Familie, Freunde, Kollegen... Dann beginnt das mediterrane Flair erst richtig!

Bis dahin: Guten Appetit beim Frühstück rund ums Mittelmeer!

Cilbir

Nährwerte pro Portion: 175 kcal, 6 g KH, 9 g EW, 13 g FE
Punkte pro Portion: 5

Zutaten für 4 Portionen:

- 300 g Joghurt, 3,8 %, zimmerwarm
- 4 Eier
- 30 g Butter
- 1 Knoblauchzehe
- Essig fürs Wasserbad

- Pul Biber oder Chiliflocken
- Sumach
- Petersilie
- Paprikapulver
- Salz und Pfeffer

Zubereitung:

1. Zunächst den Knoblauch schälen und fein reiben. Den Joghurt in eine Schüssel geben und mit dem Knoblauch vermengen. Mit Salz und Pfeffer abschmecken.
2. Nun 2 Liter Wasser in einen Topf füllen, einen Schuss Essig und etwas Salz hinzugeben und erhitzen, ohne dass es zu kochen beginnt.
3. Die Eier einzeln in Schälchen schlagen und nacheinander für 3 bis 4 Minuten im Wasser pochieren.
4. In der Zwischenzeit die Butter in einer Pfanne zerlassen und mit Paprikapulver aufschäumen. Vom Herd nehmen und zur Seite stellen.
5. Zum Schluss den Joghurt auf Tellern anrichten, die abgetropften Eier auflegen und mit der Butter beträufeln. Mit Pul Biber und Sumach würzen und mit Petersilie garnieren.

Strapatsada

Nährwerte pro Portion: 374 kcal, 4 g KH, 14 g EW, 32 g FE
Punkte pro Portion: 3

Zutaten für 2 Portionen:

➢ 2 Tomaten
➢ 4 Eier
➢ 50 g Feta
➢ 2 ½ EL Olivenöl
➢ Oregano
➢ Salz und Pfeffer

Zubereitung:

1. Zunächst die Tomaten waschen und den Strunk entfernen. Auch die Haut entfernen und das Fruchtfleisch grob hacken.
2. Nun das Öl in einer Pfanne erhitzen und die Tomaten mit etwas Salz und Pfeffer gewürzt hineingeben. Für 7 bis 8 Minuten köcheln lassen und währenddessen des Öfteren umrühren.
3. Anschließend die Eier hineinschlagen, kurz stocken lassen und unterrühren. Alles für ca. 3 Minuten erwärmen.
4. Zum Schluss die Tomaten-Eier auf Tellern anrichten und mit etwas Oregano garnieren. Den Feta zerbröseln und darüberstreuen.

Aprikosen-Frühstück

Nährwerte pro Portion: 397 kcal, 53 g KH, 13 g EW, 14 g FE
Punkte pro Portion: 11

Zutaten für 2 Portionen:

- 6 Aprikosen
- 8 Haselnusskerne
- 400 ml Kefir, 0,1 % (fettarm)
- 2 EL Brunch mit Joghurt
- 4 Knäckebrote
- 4 TL Honig
- 1 TL Rapsöl
- etwas Thymian

Zubereitung:

1. Zunächst 4 Aprikosen entsteinen und grob zerkleinern. Zusammen mit Rapsöl, Kefir, 1 TL Honig und Thymian in einen Mixer geben und pürieren. Die Kefir-Masse in ein Schälchen füllen.
2. Anschließend die Knäckebrote mit Brunch und dem restlichen Honig einstreichen.
3. Die Nüsse hacken und auf die Brote streuen.
4. Nun noch die restlichen Aprikosen waschen, entsteinen und vierteln. Ebenfalls auf den Broten verteilen.
5. Alles zusammen als leckeres und frisches Frühstück genießen.

Omelett auf marokkanische Art

Nährwerte pro Portion: 220 kcal, 4 g KH, 10 g EW, 17 g FE
Punkte pro Portion: 3

Zutaten für 4 Portionen:

➤ 4 Tomaten, gewürfelt

➤ 8 Eier

➤ 2 Schalotten, gewürfelt

➤ 2 EL Koriander

➤ 1 TL Ras el-Hanout

➤ Meersalz und Pfeffer

➤ 2 EL Olivenöl

Zubereitung:

1. Zunächst das Öl in einer Pfanne erhitzen und die Schalotten darin glasig andünsten. Die Tomaten hinzufügen und mit Salz, Pfeffer und Ras el-Hanout abschmecken.
2. Anschließend die Eier in die Pfanne schlagen. Die Pfanne dann in den Backofen stellen und bei 180 °C für 8 bis 10 Minuten backen.
3. Zum Schluss das Omelett mit Koriander garnieren und mit etwas Meersalz würzen.

Marokkanische Pfannkuchen

Nährwerte pro Portion: 120 kcal, 24 g KH, 3 g EW, 1 g FE
Punkte pro Portion: 3

Zutaten für <u>8 Portionen:</u>

➤ 1 ½ Tassen Mehl
➤ 2 TL Puderzucker
➤ 1 Tasse Wasser, lauwarm
➤ 1 TL Backpulver
➤ 1 TL Honig
➤ 1 TL Mandelmus

Zubereitung:

1. Zunächst das Mehl in eine Schüssel geben und mit Puderzucker und Backpulver vermischen.
2. Im Anschluss das Wasser hinzugeben und zu einem homogenen Teig verarbeiten.
3. Nun Mandelmus und Honig zum Teig geben und untermengen, bis keine Klümpchen mehr zu sehen sind.
4. Eine Pfanne erhitzen und den Teig darin nach und nach ausbacken, bis sich an der Oberseite Blasen bilden.

Spanisches Omelett

Nährwerte pro Portion: 349 kcal, 51 g KH, 11 g EW, 10 g FE
Punkte pro Portion: 6

Zutaten für 6 Portionen:

➤ 1,3 kg Kartoffeln, in dünnen Scheiben
➤ 4 Eier
➤ 3 Zwiebeln, in dünnen Scheiben
➤ 2 EL Olivenöl
➤ ¾ TL Meersalz

Zubereitung:

1. Zunächst den Backofen auf 180 °C vorheizen und eine Backform mit Backpapier auslegen.
2. Im Anschluss Kartoffel- und Zwiebelscheiben in der Backform verteilen, mit ½ TL Salz würzen und mit 1,5 TL Olivenöl beträufeln. In den Ofen geben und für 1 Stunde backen. Dabei gelegentlich umrühren.
3. In der Zwischenzeit die Eier in eine Schüssel schlagen und mit dem restlichen Salz vermengen. Die Kartoffel-Zwiebel-Mischung hinzugeben und vermengen. 5 Minuten ziehen lassen.
4. Nun das restliche Öl in einer Pfanne erhitzen und die Kartoffel-Masse hineingeben. 7 bis 8 Minuten garen lassen, dabei gelegentlich rütteln, damit nichts anbackt.
5. Das Omelett auf einen Teller stürzen und zurück in die Pfanne gleiten lassen, sodass dieses nun von der anderen Seite gebacken werden kann.
6. Zum Schluss das Omelett zerteilen und auf Tellern anrichten.

Rabanadas

Nährwerte pro Portion: 348 kcal, 47 g KH, 12 g EW, 11 g FE
Punkte pro Portion: 9

Zutaten für 6 Portionen:

- 6 Eier
- 10 EL Portwein
- 400 ml Milch
- 3 EL Honi

- 3 TL Zimt
- 1 Baguette
- Puderzucker und Zimt zum Bestäuben
- Öl zum Braten

Zubereitung:

1. Zunächst das Baguette in 1,5 cm dicke Scheiben schneiden, die Eier aufschlagen und in einer Schüssel verquirlen.
2. Anschließend Portwein, Milch, Zimt und Honig in eine zweite Schüssel geben und verrühren.
3. Nun nacheinander die Baguettescheiben zunächst in die Milchmischung und im Anschluss in die Eier tauchen.
4. Öl in einer Pfanne erhitzen und die Brotscheiben darin von beiden Seiten goldbraun ausbacken.
5. Zum Schluss alles mit Puderzucker und Zimt bestäuben.

Ägyptisches Foul

Nährwerte pro Portion: 240 kcal, 30 g KH, 10 g EW, 8 g FE
Punkte pro Portion: 2

Zutaten für 2 Portionen:

- ➢ 1 Dose Kidneybohnen
- ➢ 3 Knoblauchzehen
- ➢ 1 Zwiebel
- ➢ etwas Olivenöl
- ➢ etwas Petersilie
- ➢ Salz und Pfeffer

Zubereitung:

1. Zunächst die Zwiebel schälen, halbieren und fein würfeln. Öl in einer Pfanne erhitzen und die Zwiebeln darin glasig andünsten. Mit den Bohnen ablöschen und köcheln lassen.
2. In der Zwischenzeit den Knoblauch schälen und pressen und diesen dann ebenfalls in die Pfanne geben.
3. Nun die Bohnen mit einer Gabel leicht zerdrücken. Alles mit Salz und Pfeffer abschmecken und auf Tellern anrichten. Mit der gehackten Petersilie garnieren und genießen.
4. Besonders gut schmeckt hierzu Fladenbrot.

French Toast

Nährwerte pro Portion: 136 kcal, 22 g KH, 5 g EW, 3 g FE
Punkte pro Portion: 7

Zutaten für 4 Portionen:

- 2 Eier
- 8 Scheiben Toastbrot
- 2 Tassen Milch, fettarm 1,5 %
- 6 EL Zucker
- 2 TL Orangenblütenwasser
- Butter zum Ausbacken
- Puderzucker zum Bestäuben

Zubereitung:

1. Zuerst die Eier in eine Schüssel schlagen und zusammen mit dem Zucker verquirlen. Im Anschluss Orangenblütenwasser und Milch hinzugeben und unterrühren.
2. Nun die Toastbrotscheiben in die Masse tauchen, abtropfen lassen und in einer Pfanne mit zerlassener Butter bei mittlerer Wärmezufuhr goldgelb ausbacken.
3. Zum Schluss den French Toast mit Puderzucker bestäuben.

Französische Crepes

Nährwerte pro Portion: 316 kcal, 38 g KH, 9 g EW, 13 g FE
Punkte pro Portion: 11

Zutaten für 4 Portionen:

➢ 250 ml Wasser
➢ 200 g Weizenmehl
➢ 200 ml Milch
➢ 50 g Butter
➢ 2 Eier
➢ 1 Prise Salz

Zubereitung:

1. Zunächst aus Eiern, Mehl, Milch und Salz einen homogenen Teig herstellen und nach und nach Wasser und zerlassene Butter untermengen.
2. Im Anschluss den Teig eine halbe Stunde quellen lassen.
3. Währenddessen eine leicht gefettete Pfanne bei mittlerer Wärmezufuhr erhitzen und den Teig schöpflöffelweise hineingeben.
4. Die Crepes von beiden Seiten goldgelb ausbacken.

Mittagessen

Beim Mittagessen erschließen sich deutlich mehr Perspektiven als beim Frühstück, um dem mediterranen Geist seine Entfaltung zu ermöglichen. Dieser mediterrane Geist wird in den folgenden zehn Rezepten zum Mittagessen Nationen sowie Regionen ins Spiel bringen, die bisher in den Rezepten dieses Kochbuchs unberücksichtigt waren:

- Der Orient betritt die Bühne: Das Bulgur-Gericht Kisir, die Kabak Dolmasi als Zucchini-Speise mit einem Granatapfel-Touch und Köfte mit dem Minz-Aroma stürmen die Küche.
- Auch Nordafrika tastet sich vor: Das Rindfleisch-Tajine als marokkanische Speise kombiniert Rindfleisch, Kartoffeln und eine überwältigende Auswahl an Gewürzen einmalig attraktiv.
- Spanien bringt seine Traditionen ein: Schon mal die Patatas Bravas mit Cheddar-Käse probiert? Kommen Sie in den Genuss eines spanischen Klassikers.

Was all diese Gerichte eint, ist die Tatsache, dass sich diese – wie bereits das Frühstück – mit jeweils unter 500 Kalorien in einem energiereduzierten Rahmen bewegen. In Kombination mit einem kalorienarmen Frühstück sorgen sie durch die geringe Kalorieneinnahme dafür, dass Sie sich bei Ihrem lange ersehnten mediterranen Abendessen gehörige Portionen erlauben dürfen – und dies ohne Diätziele zu gefährden und Gewichtszunahmen zu riskieren!

Halten Sie sich bereit und zelebrieren Sie mit den folgenden zehn Gerichten den Countdown zum Abendessen, dem Herzstück der mediterranen Kost.

Überbackene Zucchini

Nährwerte pro Portion: 453 kcal, 8 g KH, 12 g EW, 40 g FE
Punkte pro Portion: 10

Zutaten für <u>2 Portionen:</u>

- ➢ 2 Zucchini
- ➢ 100 g Feta
- ➢ 100 ml Sahne
- ➢ 1 Knoblauchzehe
- ➢ 2 EL Olivenöl

- ➢ 1 EL Tomatenmark
- ➢ 1 Prise Muskat
- ➢ 1 Prise Maizena
- ➢ 1 Prise Salz und Pfeffer

Zubereitung:

1. Zunächst die Zucchini waschen und in Würfel schneiden. Den Knoblauch schälen und fein hacken.
2. Anschließend Olivenöl in einer Pfanne erhitzen und Zucchini und Knoblauch darin anbraten. Mit Sahne ablöschen.
3. Nun Tomatenmark einrühren und alles mit Muskat, Salz und Pfeffer abschmecken. Ebenfalls die Prise Maizena einrühren.
4. Die Masse in eine Auflaufform geben und mit dem zerbröselten Feta bestreuen. Den Auflauf für 10 bis 15 Minuten bei 200 °C backen.

Reispfanne mit Thunfisch

Nährwerte pro Portion: 391 kcal, 54 g KH, 26 g EW, 9 g FE
Punkte pro Portion: 10

Zutaten für 2 Portionen:

- 1 Dose Thunfisch im eigenen Saft
- 125 g 2-Minuten-Reis, für Mikrowelle
- 6 Cocktailtomaten
- 1 Knoblauchzehe
- 1 Frühlingszwiebel
- 3 Oliven, schwarz

- 2 EL Tomatenmark
- 1 EL Parmesan
- 1 EL Olivenöl
- 1 Bund Basilikum
- Salz und Pfeffer

Zubereitung:

1. Zunächst den Knoblauch schälen und fein hacken. Die Frühlingszwiebeln putzen und in Ringe schneiden.
2. Olivenöl in einer Pfanne erhitzen und Knoblauch und Frühlingszwiebeln darin glasig andünsten.
3. In der Zwischenzeit die Tomaten waschen und halbieren, die Oliven in Stücke schneiden.
4. Beides ebenfalls in die Pfanne geben und alles mit Salz und Pfeffer würzen.
5. Nun Tomatenmark einrühren und Thunfisch hinzugeben. Einen Schuss Wasser ebenfalls hinzugeben und alles einmal aufkochen lassen.
6. Im Anschluss den Parmesan sowie das gezupfte Basilikum untermengen und erhitzen.
7. Währenddessen den Reis nach Packungsanweisung zubereiten.
8. Zum Schluss Reis und Thunfisch-Sauce auf Tellern anrichten und genießen.

Kisir

Nährwerte pro Portion: 420 kcal, 58 g KH, 11 g EW, 15 g FE
Punkte pro Portion: 12

Zutaten für 4 Portionen:

- 250 g Bulgur
- 1 Zwiebel
- 2 Tomaten
- 1 ½ Gurken
- 1 Zitrone
- 150 ml Wasser

- 1 Bund Petersilie
- 2 EL Paprikamark
- 2 EL Tomatenmark
- 5 EL Öl
- 2 EL Paprikapulver, edelsüß
- Salz und Pfeffer

Zubereitung:

1. Zunächst den Bulgur in eine Schüssel geben, mit kochendem Wasser übergießen und ziehen lassen. Der Bulgur sollte dabei gut bedeckt sein.
2. Währenddessen die Zwiebel schälen und hacken und in einer Pfanne mit Öl glasig andünsten. Tomaten- und Paprikamark einrühren und anrösten. 5 EL Wasser hinzugeben und einrühren.
3. Nun den Bulgur abgießen und die Zwiebel-Masse untermengen. Komplett abkühlen lassen.
4. In der Zwischenzeit die Tomaten waschen und würfeln, die Gurke schälen und ebenfalls in Würfel schneiden. Die Zitrone halbieren und den Saft auspressen. Alles zum Bulgur geben, untermischen und mit Salz, Pfeffer und Paprika abschmecken.
5. Zum Schluss die Petersilie putzen und hacken und damit den Salat garnieren.

Kabak Dolmasi

Nährwerte pro Portion: 285 kcal, 28 g KH, 10 g EW, 14 g FE
Punkte pro Portion: 13

Zutaten für 2 Portionen:

- 4 Zucchini
- 1 Zwiebel
- 3 Knoblauchzehen
- 2 Tassen Reis
- 100 g Rinderhackfleisch
- 1 EL Paprikamark

- 1 EL Tomatenmark
- ½ EL Granatapfelsirup
- 3 EL Öl
- etwas Thymian, Dill, Petersilie und Pfefferminzblätter
- Salz und Pfeffer

Zubereitung:

1. Zunächst den Reis unter fließendem Wasser abwaschen und in eine Schüssel gegeben.
2. Im Anschluss die Zwiebel schälen, halbieren und fein würfeln. Den Knoblauch schälen und hacken. Petersilie, Dill und Minzblätter putzen und ebenfalls hacken. Alles zum Reis geben und untermengen.
3. Nun Tomaten- und Paprikamark sowie Granatapfelsirup einrühren, das Hackfleisch untermengen und mit Salz, Pfeffer und Thymian würzen.
4. Jetzt die Zucchini waschen, in der Mitte halbieren und aushöhlen. Die Reis-Masse in die Zucchini füllen und die gefüllten Zucchini in einen Topf legen. Hierbei sollte nicht zu viel Platz im Topf sein, da die Zucchini ansonsten auslaufen könnten.
5. Die Zucchini mit Wasser bedecken und kochen lassen, bis sie gar sind, dies dauert ungefähr 15-20 Minuten.

Bulgur Köfte

Nährwerte pro Portion: 350 kcal, 57 g KH, 11 g EW, 8 g FE
Punkte pro Portion: 10

Zutaten für 4 Portionen:

- Für die Köfte:
- 1 Glas Weizengrütze
- 4 EL Mehl
- 1 EL Öl
- 1 EL Tomatenmark
- 1 Ei
- Paprikapulver, rosenscharf
- Salz und Pfeffer
- Für die Sauce:
- 2 Tomaten
- 2 EL Joghurt, fettarm 1,5 %
- Pfefferminzgewürz
- 1 EL Öl

Zubereitung:

1. Zunächst die Weizengrütze in eine Schüssel geben und mit warmem Wasser bedecken. Anschließend quellen lassen.
2. Im Anschluss Mehl, Öl, Ei und Tomatenmark hinzugeben und untermengen. Alles mit Paprika, Salz und Pfeffer würzen und verkneten.
3. Nun die Hände etwas anfeuchten und aus dem Teig kleine Bällchen formen.
4. Wasser in einem Topf zum Kochen bringen und die Klößchen darin so lange kochen, bis sie an der Oberfläche schwimmen.
5. In der Zwischenzeit die Tomaten waschen und kleinschneiden. Mit dem Öl und dem Joghurt zusammen in einen Mixer geben und pürieren. Die Sauce in einen Topf geben, erhitzen und zum Schluss mit dem Pfefferminzgewürz abschmecken.
6. Die Bulgur-Klöße zusammen mit der Sauce auf Tellern anrichten.

Kartoffelsalat französischer Art

Nährwerte pro Portion: 474 kcal, 75 g KH, 10 g EW, 14 g FE
Punkte pro Portion: 13

Zutaten für 4 Portionen:

- 1 ½ kg Kartoffeln, festkochend
- 1 Knoblauchzehe
- 2 rote Zwiebeln
- 5 EL Öl
- 4 EL Weißweinessig

- 3 EL körniger Senf
- 1 TL Gemüsebrühe
- 1 TL Honig
- 1 Bund Schnittlauch
- Salz und Pfeffer

Zubereitung:

1. Zuerst die Kartoffeln waschen und in einen Topf mit Wasser legen. 20 Minuten kochen, bis die Kartoffeln gar sind.
2. In der Zwischenzeit den Knoblauch schälen und hacken. Die Zwiebel schälen, halbieren und fein würfeln. Den Schnittlauch putzen und in Röllchen schneiden.
3. Nun die Kartoffeln abgießen, abschrecken und pellen. Anschließend auskühlen lassen.
4. Danach Öl in einer Pfanne erhitzen und Knoblauch und Zwiebeln darin glasig andünsten. Honig einrühren und mit Essig und 100 ml Wasser ablöschen. Nun alles aufkochen lassen und die Brühe hinzugeben.
5. Das Dressing vom Herd nehmen und den Senf hineinrühren.
6. Sobald die Kartoffeln abgekühlt sind, diese in Scheiben schneiden und mit dem Dressing übergießen. Den Salat mit Salz und Pfeffer abschmecken und mit dem Schnittlauch garnieren.
7. Vor dem Servieren den Salat für ca. 1 Stunde ziehen lassen.

Patatas Bravas

Nährwerte pro Portion: 354 kcal, 21 g KH, 10 g EW, 23 g FE
Punkte pro Portion: 11

Zutaten für 5 Portionen:

- 400 g Kartoffeln, Drillinge
- 250 g Rispentomaten
- 50 g Cheddar
- 2 Eier
- 5 Scheiben Speck
- 3 Knoblauchzehen
- 1 Zwiebel
- 50 ml Olivenöl

- 1 EL Tomatenmark
- Salz und Pfeffer
- 25 ml Grand Marnier
- 30 ml Sonnenblumenöl
- ½ Bund Petersilie
- ½ TL Zucker
- ½ TL Cayennepfeffer
- ½ TL Paprikapulver, edelsüß

Zubereitung:

1. Zunächst den Backofen auf 175 °C vorheizen und ein Backblech mit Backpapier auslegen.
2. In der Zwischenzeit die Kartoffeln waschen und in kleine Würfel schneiden. Die Kartoffelwürfel auf dem Backblech verteilen und mit 20 ml Olivenöl benetzen. Mit Salz und Pfeffer würzen und im Backofen für 40 bis 45 Minuten garen.
3. Währenddessen die Tomaten waschen und halbieren. Die Zwiebel schälen, halbieren und fein würfeln.
4. 1 EL Olivenöl in einer Pfanne erhitzen und Zwiebeln und Tomaten darin andünsten. Das Tomatenmark einrühren und mitrösten. Mit Grand Marnier ablöschen und alles mit Zucker, Cayennepfeffer und Paprika würzen. Bei niedriger Wärmezufuhr für 5 Minuten köcheln.
5. Nun den Knoblauch schälen und hacken. Die Petersilie zupfen und zusammen mit Sonnenblumenöl und Knoblauch im Mixer pürieren.
6. Im Anschluss die Kartoffeln aus dem Ofen nehmen. Eine Auflaufform mit dem Speck auslegen und die Kartoffeln hineingeben. Die Eier hineinschlagen und alles mit der Tomatensauce übergießen. Mit dem Käse bestreuen und die Patatas Bravas für 15 bis 18 Minuten im Ofen backen.
7. Zum Schluss noch mit dem Petersilien-Öl beträufeln.

Kashke Bademjan

Nährwerte pro Portion: 343 kcal, 27 g KH, 11 g EW, 20 g FE
Punkte pro Portion: 10

Zutaten für 4 Portionen:

- 2 Auberginen
- 100 g Tellerlinsen
- 2 Knoblauchzehen
- 1 Zwiebel
- 7 EL Öl

- 50 g Sahnejoghurt
- 6 Stiele Minze
- 4 EL Röstzwiebeln
- Salz

Zubereitung:

1. Zunächst die Auberginen waschen und in Scheiben schneiden. Diese leicht mit Salz bestreuen und ca. 30 Minuten ziehen lassen.
2. Währenddessen die Linsen in einen Topf mit Wasser geben, aufkochen und 40 Minuten weichkochen.
3. Nun die Auberginenscheiben abtupfen. Jeweils 2 EL Öl in zwei Pfannen erhitzen und die Auberginenscheiben darin von beiden Seiten anbraten. Dieser Vorgang dauert jeweils ca. 12 Minuten. Die Auberginen anschließend auf Küchenkrepp legen.
4. In der Zwischenzeit die Zwiebeln schälen, halbieren und würfeln. Den Knoblauch schälen und hakken. In einer weiteren Pfanne 1 EL Öl erhitzen und beides darin glasig andünsten. Im Anschluss herausnehmen, das restliche Öl in die Pfanne geben und die Minze darin kurz anrösten.
5. Jetzt die Linsen abseihen und zusammen mit Auberginen, Knoblauch und Zwiebeln in eine Schüssel geben. Alles gut vermischen.
6. Den Auberginendip mit Joghurt und Minzöl garnieren und mit den Röstzwiebeln bestreuen.
7. Gut schmeckt dazu frisches Fladenbrot.

Rindfleisch Tajine

Nährwerte pro Portion: 423 kcal, 34 g KH, 43 g EW, 11 g FE
Punkte pro Portion: 9

Zutaten für 4 Portionen:

- 800 g Rindergulasch
- 600 g Kartoffeln
- 3 Tomaten
- 1 Zwiebel
- 2 Möhren
- 1 Chilischote
- 2 Knoblauchzehen
- 15 g Ingwer

- 1 Zimtstange
- 5 Stiele Koriander
- 1 EL Öl
- 2 EL Zitronensaft
- 1 TL Paprikapulver, edelsüß
- 1 TL Kurkuma, gemahlen
- Salz und Pfeffer

Zubereitung:

1. Zunächst die Zwiebel schälen, halbieren und kleinschneiden. Den Knoblauch schälen und fein hacken. Die Chilischote putzen und halbieren, die Kerne entfernen und in Stücke schneiden. Das Fleisch waschen und in mundgerechte Stücke schneiden. Den Ingwer schälen und hacken.
2. Nun Öl in einer Tajine (Schmortopf) erhitzen und das Fleisch darin für 10 Minuten anbraten. Nach 8 Minuten Bratzeit Zwiebel, Knoblauch und Chili hinzugeben und alles mit Kurkuma, Zimt, Paprika, Ingwer, Salz und Pfeffer würzen.
3. Im Anschluss 100 ml Wasser hineingießen und für 1 ½ Stunden bei geringer Wärmezufuhr schmoren. Dabei den Wasserstand im Auge behalten. Das Wasser sollte nie ganz verdampft sein. Sollte sich nur noch wenig Wasser in der Tajine befinden, einfach etwas Wasser nachgießen.
4. In der Zwischenzeit die Tomaten waschen und vierteln. Die Möhre schälen und in Scheiben schneiden. Die Kartoffeln ebenfalls schälen und würfeln.
5. Nach 30 Minuten Garzeit Kartoffeln und Möhren in den Schmortopf geben, die Tomaten nach 1 Stunde Garzeit.
6. Währenddessen den Koriander putzen und hacken.
7. Die Tajine am Ende der Garzeit noch mit Salz, Pfeffer und Zitronensaft würzen und mit dem Koriander garnieren.
8. Besonders gut passt zur Tajine etwas Couscous.

Gemüsepfanne

Nährwerte pro Portion: 375 kcal, 22 g KH, 7 g EW, 28 g FE
Punkte pro Portion: 11

Zutaten für 2 Portionen:

➢ 1 Aubergine
➢ 200 g Staudensellerie
➢ 200 g Strauchtomaten
➢ 1 Paprikaschote
➢ 1 Knoblauchzehe
➢ 2 Schalotten
➢ 3 EL Olivenöl

➢ 2 EL Mandelblättchen
➢ 2 EL Weißweinessig
➢ 2 Zweige Rosmarin
➢ 1 EL Rosinen
➢ Zucker
➢ Salz und Pfeffer

Zubereitung:

1. Zunächst die Aubergine waschen und in Stücke schneiden. Die Paprika waschen, entkernen und würfeln. Die Schalotten schälen, halbieren und kleinschneiden. Den Knoblauch schälen und hakken. Den Sellerie putzen und in Rauten schneiden. Die Tomaten putzen, den Strunk entfernen und kleinschneiden.
2. Anschließend die Mandelblättchen in einer Pfanne anrösten.
3. Nun 1 EL Öl in einer Pfanne erhitzen und die Auberginen darin für 4 Minuten anbraten.
4. Im Anschluss einen weiteren EL Öl hinzugeben und Knoblauch, Paprika, Schalotten und Rosmarin hinzugeben. Bei mittlerer Wärmezufuhr für 4 Minuten braten. Mit 1 Prise Zucker, Salz und Pfeffer würzen.
5. Danach Tomaten, Sellerie und Rosinen in die Pfanne geben und für weitere 2 Minuten braten. Alles mit Essig ablöschen und nochmals mit Salz und Pfeffer abschmecken.
6. Zum Schluss das restliche Öl hinzugeben und mit den Mandelblättchen garnieren.

Abendessen

Herzlich Willkommen zur Hauptkategorie der mediterranen Ernährung – sowohl in diesem Buch als auch in der realen Welt. Vereinen Sie Familie, Freunde und Bekannte, um einen kulinarischen Genuss in bester Gesellschaft und Stimmung zu zelebrieren. Oder genießen Sie wahlweise allein die folgenden 20 Speisen.

Hier kommt die gesamte internationale Küche auf den Tisch. Was bisher im Kochbuch nicht oder kaum anzutreffen war, bringt sich nun mit den besten Mahlzeiten für einen entspannten und gesunden Abend ein. Probieren Sie die kroatischen Peka, die reich an Olivenöl, Weißwein und Rindfleisch sind. Hier kommt es neben einer Geschmacksexplosion zu einer Kalorienexplosion, die am Abend jedoch bei einem tagsüber gewissenhaften Umgang mit den Kalorien unbedenklich ist – schließlich ist nun Genießer-Zeit! Genießen können Sie ebenso die iranischen und israelischen Speisen: Hühnchen auf iranische Art mit Safran, Berberitzen und Pistazienkernen oder israelisches Hühnchen mit Sherry, Ingwer und Orangensaft – welches ist Ihr Favorit? Beachten Sie zudem das portugiesische Aufgebot in diesem Kapitel, welches zwischen Stockfisch, Lorbeerblättern und Rotwein mediterraner kaum sein könnte.

Sind Sie bereit für DAS Highlight der mediterranen Küche, das Abendessen?

- Hier wandern Gewürze in Hülle und Fülle über die Küchenarbeitsplatte; vom marokkanischen Multi-Gewürz Ras el Hanout bis zum wertvollen Safran.
- Sherry, Weißwein und Rotwein sind nicht nur erlaubt, sondern machen den Geist einiger Mahlzeiten aus.
- Außergewöhnliche Kombinationen von Orangen, Sesam und Sardellen mit anderen Zutaten im Rahmen der Hauptgerichte lassen Sie staunen.

Es hängt einiges von Ihrer Hingabe in der Küche ab. Suchen Sie sich deswegen im Zweifelsfall Verstärkung. Denn genauso motiviert und enthusiastisch wie Sie zu Werke gehen, können die Gerichte in diesem Kapitel werden.

Sie haben Zweifel bei den geweckten Hoffnungen? Kein Grund dazu!

Versuchen Sie sich einfach! Leben Sie die mediterrane Küche mit den phänomenalen Abendessen vor!

Kroatische Peka

Nährwerte pro Portion: 574 kcal, 42 g KH, 40 g EW, 24 g FE
Punkte pro Portion: 13

Zutaten für 5 Portionen:

- 800 g Rindfleisch
- 800 g Kartoffeln
- 1 Zwiebel
- 2 Zucchini
- 5 Karotten
- 2 Paprikaschoten
- 100 ml Olivenöl
- 1 Zweig Rosmarin
- 100 ml Weißwein
- 1 Prise Salz und Pfeffer

Zubereitung:

1. Zuerst das Rindfleisch waschen, trockentupfen und in mundgerechte Stücke schneiden. Kartoffeln schälen und würfeln. Zucchini putzen und ebenfalls würzen. Die Zwiebel schälen, halbieren und hacken. Die Karotten schälen und in Scheiben schneiden. Die Paprika waschen, entkernen und in Würfel schneiden.
2. Gemüse und Fleisch zusammen mit Rosmarin in eine eiserne Grillform füllen, mit Öl angießen, mit Salz und Pfeffer würzen und mit einem Deckel abdecken. Die Form in die Glut des Grills stellen und für eine Stunde garen. Währenddessen gelegentlich umrühren.
3. Nach Ende der Garzeit den Weißwein hineingießen und alles für weitere 30 Minuten garen.

Koshari

Nährwerte pro Portion: 793 kcal, 146 g KH, 34 g EW, 6 g FE
Punkte pro Portion: 9

Zutaten für 3 Portionen:

- 400 g Reis
- 150 g Hörnchen-Nudeln
- 150 g Suppennudeln
- 150 g Linsen
- 150 g Kichererbsen
- 250 g passierte Tomaten
- Saft einer Zitrone

- 4 Knoblauchzehen
- 3 Zwiebeln
- 2 EL Tomatenmark
- 50 ml Essig
- 1 Schuss Öl
- jeweils 1 Prise Chili, Kreuzkümmel, Koriander und Kardamom

Zubereitung:

1. Zunächst Reis und Nudeln nach Packungsanweisung zubereiten.
2. Währenddessen die Linsen und Kichererbsen unter fließendem Wasser abspülen.
3. Nun die Zwiebeln schälen, halbieren und fein würfeln. Den Knoblauch schälen und hacken.
4. Öl in einem Topf erhitzen und die Zwiebeln darin glasig andünsten. Mit den passierten Tomaten ablöschen und Knoblauch und Tomatenmark hinzugeben. Die Sauce mit Essig und Zitronensaft auffüllen und mit den Gewürzen abschmecken.
5. Nachdem Reis und Nudeln fertig gegart sind, diese zusammen mit Linsen und Kichererbsen in den Topf geben und vermengen.
6. Zum Schluss mit der Sauce verfeinern und auf Tellern anrichten.

Kalbsragout auf Italienisch

Nährwerte pro Portion: 577 kcal, 74 g KH, 32 g EW, 13 g FE
Punkte pro Portion: 13

Zutaten für 6 Portionen:

- 500 g Kalbfleisch (aus Schulter oder Keule)
- 30 g Pecorino
- 700 g passierte Tomaten
- 400 ml Gemüsebrühe
- 500 g Fusilli
- 200 ml Weißwein
- 2 Zwiebeln
- 3 EL Olivenöl
- 2 Lorbeerblätter
- 2 Nelken
- 2 TL Zucker
- 1 Bund gemischter Kräuter
- Salz und Pfeffer

Zubereitung:

1. Zunächst das Kalbfleisch waschen, trockentupfen und in mundgerechte Stücke schneiden. Die Zwiebel schälen, halbieren und in Ringe schneiden. Die Kräuter putzen und hacken. Den Pecorino grob hobeln.
2. Nun das Olivenöl in einem Topf erhitzen und das Fleisch darin scharf anbraten. Anschließend aus dem Topf nehmen und zur Seite stellen.
3. Jetzt die Zwiebeln im Topf glasig andünsten und mit dem Zucker leicht karamellisieren. Das Fleisch zurück in den Topf geben und alles gut durchmengen. Mit etwas Salz würzen.
4. Den Inhalt des Topfes mit dem Weißwein ablöschen und einkochen lassen, bis nur noch die Hälfte der Flüssigkeit vorhanden ist. Lorbeerblätter, Nelken und Tomaten hinzufügen und bei geschlossenem Deckel für 1 ½ Stunden schmoren lassen. Dabei gelegentlich umrühren. Sollte die Flüssigkeit zu sehr verkochen, etwas Brühe hinzugeben.
5. Die Nudeln nach Packungsanweisung zubereiten, sodass sie zeitgleich mit dem Ragout fertig sind.
6. Aus dem Topf Lorbeer und Nelken herausfischen, nochmals mit Salz und Pfeffer würzen und Nudeln und Ragout zusammen anrichten. Mit den Kräutern und dem Pecorino bestreuen.

Italienische Schweineröllchen

Nährwerte pro Portion: 502 kcal, 20 g KH, 40 g EW, 26 g FE
Punkte pro Portion: 13

Zutaten für 4 Portionen:

- 4 Schweineschnitzel à 125 g
- 8 Scheiben Parmaschinken
- 425 g Kirschtomaten
- 75 ml Rotwein, trocken
- 50 g Pistazien, geröstet
- 35 g Parmesan
- 1 Bund Suppengrün
- 85 ml Milch, fettarm 1,5 %

- 50 g Paniermehl
- 3 Zweige Rosmarin
- 2 EL Öl
- 1 ½ EL Tomatenmark
- ½ TL Paprika, edelsüß
- 2 Knoblauchzehen
- Zucker
- Salz und Pfeffer

Zubereitung:

1. Zuerst den Parmesan reiben. Die Pistazien auslösen und hacken. Den Knoblauch schälen und pressen. Rosmarin putzen, die Nadeln ablösen und hacken.

2. Im Anschluss Knoblauch, Parmesan, Pistazien, Rosmarin, Paniermehl und Milch in eine Schüssel geben und zu einem homogenen Teig verarbeiten. Diesen für 10 Minuten quellen lassen und mit Salz und Pfeffer würzen.

3. Währenddessen die Schnitzel waschen und trockentupfen. Zwischen zwei Klarsichtfolien legen und flachklopfen. Mit Salz und Pfeffer würzen. Jedes der Schnitzel mit einer Scheibe Schinken belegen und die Parmesan-Mischung auf diese verteilen.

4. Nun die Schnitzel an den Seiten einschlagen und aufrollen. Mit den Holzspießen feststecken.

5. Das Suppengrün putzen und kleinschneiden.

6. 2 EL des Öls in einem Bräter erhitzen und die Röllchen darin 5 Minuten anbraten. Herausnehmen und zur Seite stellen. Das Suppengrün hinzugeben und für weitere 5 Minuten braten. Paprika, 1 Prise Zucker und Tomatenmark ebenfalls in den Bräter geben und nochmals 2 Minuten braten. Alles mit Brühe, Rotwein und Tomaten ablöschen. Das Fleisch aufsetzen und bei geschlossenem Deckel für 1 ½ Stunden schmoren.

7. Nach Ende der Garzeit die Schweineröllchen zusammen mit dem Gemüse und der Sauce auf Tellern anrichten.

Reis mit Hühnchen auf iranische Art

Nährwerte pro Portion: 468 kcal, 33 g KH, 32 g EW, 22 g FE
Punkte pro Portion: 13

Zutaten für 6 Portionen:

- 4 Hähnchenkeulen
- 250 g Basmatireis
- 4 Zwiebeln
- 1 Knoblauchzehe
- 50 g Pistazienkerne
- 400 g Tomaten
- 400 g Minigurken
- 8 EL Zitronensaft
- 50 g Berberitzen (oder Cranberrys)
- 2 EL Tomatenmark
- 1 EL Zucker
- 4 EL Sonnenblumenöl
- Kurkuma
- Petersilie
- 0,1 g Safran
- Salz und Pfeffer

Zubereitung:

1. Zunächst die Hähnchenkeulen waschen, trockentupfen und die Haut entfernen. Zwei Zwiebeln schälen und vierteln. Beides zusammen in einen großen Topf geben und mit 2 l Salzwasser übergießen. Für 1 Stunde köcheln lassen.

2. In der Zwischenzeit den Reis sorgfältig unter fließendem Wasser waschen und abtropfen lassen. In einen Topf mit Salzwasser und 1 EL Öl ca. 10 Minuten kochen. Anschließend den Reis kurz abtropfen lassen und mit weiterer 1 EL Öl zurück in den Topf geben. Zugedeckt für 45 Minuten garen.

3. Nun die Tomaten waschen und würfeln. Die Gurken waschen und kleinschneiden. Eine Zwiebel schälen und hacken. Alles mit 4 EL Zitronensaft und 1 EL Öl marinieren und mit Salz und Pfeffer würzen.

4. Jetzt den Knoblauch schälen und hacken. Die letzte Zwiebel schälen und in Spalten schneiden.

5. Das Hähnchen aus dem Topf nehmen und 200 ml der Brühe abnehmen.

6. In die Brühe den Rest des Zitronensafts und des Safrans hineinrühren.

7. In einer Pfanne 1 EL Öl erhitzen und Knoblauch und Zwiebel darin andünsten. Mit ¼ TL Kurkuma würzen. Mit der Brühe ablöschen. Tomatenmark einrühren und die Keulen hineinlegen. Alles mit Salz und Pfeffer würzen und bei geschlossenem Deckel für 15 Minuten schmoren. Dabei die Keulen gelegentlich mit dem Sud einstreichen.

8. Währenddessen die Berberitzen waschen und die Pistazien hacken. In einem Topf das restliche Öl erhitzen und die Beeren zusammen mit dem Zucker darin anrösten. Den restlichen Safran und 2 EL Wasser hinzugeben und verrühren.

9. Nun abwechselnd Beeren und Reis in eine Gugelhupf-Form schichten und auf eine große Servierplatte stürzen. Mit den gehackten Pistazien bestreuen. Die Hähnchenkeulen ebenfalls auf der Platte anrichten und alles mit Petersilie garnieren.

Marokkanisches Hühnchen

Nährwerte pro Portion: 263 kcal, 18 g KH, 29 g EW, 8 g FE
Punkte pro Portion: 4

Zutaten für <u>4 Portionen:</u>

- ➢ 2 Hähnchenbrustfilets
- ➢ 125 g Quinoa
- ➢ 1 Dose Tomaten
- ➢ 1 Knoblauchzehe
- ➢ 1 Karotte
- ➢ 1 Handvoll Cocktailtomaten
- ➢ 1 Paprikaschote, rot
- ➢ 1 Chili
- ➢ 2 Lauchzwiebeln

- ➢ 1 Zwiebel
- ➢ 1 EL Olivenöl
- ➢ 100 ml Wasser
- ➢ 2 TL Ras el Hanout
- ➢ 1 TL Zimt
- ➢ 1 TL Garam Masala
- ➢ Zucker
- ➢ 1 Würfel Gemüsebrühe
- ➢ Salz und Pfeffer

Zubereitung:

1. Zunächst die Karotten schälen und in Scheiben schneiden. Die Zwiebel schälen, halbieren und fein würfeln. Den Knoblauch schälen und hacken.
2. Öl in einem Topf erhitzen und zunächst die Karotten darin anbraten. Zwiebel und Knoblauch hinzugeben und mitdünsten.
3. In der Zwischenzeit das Hähnchen waschen, trockentupfen, in mundgerechte Stücke schneiden und mit Salz und Pfeffer würzen. Dieses auch in den Topf geben und mitbraten.
4. Nun die Paprika waschen, entkernen und kleinschneiden. Chili putzen, die Kerne herauslösen und hacken. Die Cocktailtomaten waschen und würfeln. Alles ebenfalls in den Topf geben.
5. Quinoa nach Packungsanweisung zubereiten.
6. Jetzt noch die Dosentomaten in den Topf geben. Die Gemüsebrühe im Wasser auflösen und in den Topf gießen.
7. Sobald die Quinoa fertig ist, wird noch das Hühnchen mit den Gewürzen abgeschmeckt und beides zusammen angerichtet.
8. Zum Schluss wird das Ganze mit der in Ringe geschnittenen Lauchzwiebel garniert.

Tajine mit Hähnchen

Nährwerte pro Portion: 361 kcal, 32 g KH, 25 g EW, 14 g FE
Punkte pro Portion: 9

Zutaten für 4 Portionen:

- 2 Hähnchenschenkel
- 1 Knoblauchzehe
- 1 Zwiebel
- 1 Zitrone
- 150 g Couscous
- 100 g Oliven, grün
- ½ TL Paprikapulver, geräuchert

- 1 TL Kurkuma
- 1 Prise Koriander
- 1 Prise Kreuzkümmel
- Olivenöl zum Anbraten
- Salz und Pfeffer
- Petersilie, gehackt

Zubereitung:

1. Zuerst die Hähnchenschenkel waschen, trockentupfen und mit Salz und Pfeffer würzen.
2. Die Tajine auf dem Herd bei mittlerer Hitze erwärmen und etwas Olivenöl darin erhitzen.
3. Die Zwiebel schälen, halbieren und fein würfeln. Den Knoblauch schälen und hacken. Die Zwiebel in der Tajine glasig andünsten. Den Knoblauch hinzugeben und anrösten.
4. Im Anschluss die Hähnchenschenkel hineingeben und scharf anbraten. Mit Paprika, Kurkuma, Kreuzkümmel und Koriander würzen und mit 150 ml Wasser auffüllen. Mit dem Deckel verschließen und die Hähnchenschenkel für 20 Minuten bei niedriger Wärmezufuhr garen. Dabei kaltes Wasser in die Mulde des Deckels geben.
5. Währenddessen den Couscous nach Packungsanweisung zubereiten.
6. Die Zitrone halbieren. Die Hälfte auspressen und die zweite Hälfte in Scheiben schneiden. Saft und Scheiben zusammen mit den Oliven in die Tajine geben und weitere 10 Minuten garen. Nach Bedarf noch etwas Wasser hinzugeben.
7. Nun noch den Couscous mit Salz und Pfeffer abschmecken und zusammen mit dem Fleisch der ausgelösten Hähnchenschenkeln und der Sauce anrichten.
8. Zum Schluss mit der Petersilie garnieren.

Kichererbsen-Pfanne

Nährwerte pro Portion: 521 kcal, 18 g KH, 31 g EW, 34 g FE
Punkte pro Portion: 12

Zutaten für 5 Portionen:

- 500 g Rinderhackfleisch
- 425 g Kichererbsen
- 200 g Feta
- 1 Knoblauchzehe
- 1 Zwiebel
- 1 Paprikaschote, rot

- 1 Chilischote, grün
- 2 EL Olivenöl
- 2 EL Tomatenmark
- 1-2 TL Kreuzkümmel, gemahlen
- ½ Bund Petersilie
- Salz und Pfeffer

Zubereitung:

1. Die Zwiebel zunächst schälen, halbieren und würfeln. Den Knoblauch schälen und hacken. Die Paprika waschen, entkernen und in Streifen schneiden. Die Chilischote putzen, halbieren, die Kerne herauslösen und hacken.

2. Im Anschluss Öl in einer Pfanne erhitzen und das Hackfleisch darin anbraten. Mit Kreuzkümmel, Salz und Pfeffer würzen und Paprika, Knoblauch, Zwiebel und Chili hinzugeben und mitbraten. Das Tomatenmark einrühren und alles mit 250 ml Wasser ablöschen. Für 5 Minuten köcheln lassen.

3. Währenddessen die Kichererbsen unter fließendem Wasser abwaschen. Die Petersilie putzen und hacken.

4. Die Kichererbsen ebenfalls in die Pfanne geben und alles für weitere 3 Minuten garen. Mit Kreuzkümmel, Salz und Pfeffer abschmecken.

5. Den Feta zerbröseln und zusammen mit der Petersilie über die Kichererbsen-Pfanne streuen.

Auberginen-Pfanne

Nährwerte pro Portion: 384 kcal, 51 g KH, 14 g EW, 13 g FE
Punkte pro Portion: 11

Zutaten für 4 Portionen:

- 3 Auberginen
- 480 g Kichererbsen
- 8 Datteln, getrocknet
- 2 Zwiebeln
- 1 Knoblauchzehe
- 500 g Tomaten
- 1 Granatapfel

- 50 g Pistazien, gesalzen
- 1 Bund Koriander
- 2 EL Olivenöl
- 2 TL Harissa
- 2 TL Kreuzkümmel
- 1 TL Koriander, gemahlen
- Salz und Pfeffer
- 1 Fladenbrot

Zubereitung:

1. Zunächst die Auberginen waschen und in dünne Scheiben schneiden. Diese mit Salz bestreuen und 10 Minuten stehen lassen. So tritt das Wasser aus den Auberginen.

2. In der Zwischenzeit Zwiebeln schälen, halbieren und fein würfeln. Den Knoblauch schälen und hakken. Die Datteln entsteinen und in Scheiben schneiden. Die Kichererbsen unter fließendem Wasser abspülen.

3. Nun Öl in einer Pfanne erhitzen und Zwiebeln und Knoblauch darin andünsten. Mit Koriander und Kreuzkümmel würzen.

4. Die Auberginen trockentupfen und ebenfalls in die Pfanne geben. Für 10 Minuten braten lassen.

5. Danach Tomaten, Datteln und Harissa hinzugeben und für weitere 30 Minuten köcheln lassen. Im Anschluss die Kichererbsen in die Pfanne geben und für weitere 10 Minuten kochen.

6. Währenddessen den Granatapfel halbieren und die Kerne herauslösen. Die Pistazien aus der Schale lösen und hacken. Den Koriander putzen und hacken.

7. Das Fladenbrot in Scheiben schneiden und in einer Grillpfanne ohne Öl anrösten.

8. Die Auberginen-Pfanne noch mit Salz und Pfeffer abschmecken und mit Pistazien, Granatapfel und Koriander garnieren.

Spanische Kartoffel-Pfanne

Nährwerte pro Portion: 403 kcal, 36 g KH, 15 g EW, 21 g FE
Punkte pro Portion: 11

Zutaten für 6 Portionen:

- 1,2 kg Kartoffeln
- 250 g Chorizo
- 8 Schalotten
- 1 Chilischote, rot
- 1 Bund Schnittlauch
- 2 EL Olivenöl
- Salz und Pfeffer

Zubereitung:

1. Zunächst die Kartoffeln für 20 Minuten in einem Topf mit Wasser kochen.
2. Währenddessen die Wurst von der Pelle befreien und in Scheiben schneiden. Die Chilischote putzen, halbieren, die Kerne entfernen und hacken. Die Schalotten schälen, halbieren und vierteln.
3. Nun die Kartoffeln abgießen und abschrecken. Danach in Scheiben schneiden.
4. Öl in einer Pfanne erhitzen und die Wurst darin knusprig anbraten. Herausnehmen und Beiseite stellen.
5. Im Anschluss die Kartoffeln in der Pfanne für 1. Minuten anrösten. Nach 5 Minuten Schalotten und Chili hinzugeben und mitbraten.
6. Jetzt noch die Wurst in die Pfanne zurückgeben und alles gut vermengen.
7. Den Schnittlauch putzen und hacken.
8. Die Kartoffel-Pfanne mit Salz und Pfeffer abschmecken und mit dem Schnittlauch garnieren.

Paprikahähnchen

Nährwerte pro Portion: 556 kcal, 13 g KH, 54 g EW, 30 g FE
Punkte pro Portion: 13

Zutaten für 6 Portionen:

- 1,2 kg Hähnchen
- 4 Zwiebeln
- 2 Tomaten
- 1 Paprikaschote, rot
- 200 g saure Sahne
- 2 EL Butterschmalz
- Salz und Pfeffer

- 1 EL Öl
- 2 EL Tomatenmark
- 1 Lorbeerblatt
- Majoran
- Paprika, edelsüß
- 1 TL Mehl

Zubereitung:

1. Zuerst das Hähnchen waschen, trockentupfen und in 6 Stücke teilen. Mit Salz und Pfeffer würzen.
2. Anschließend drei der Zwiebeln schälen, halbieren und würfeln. Die Paprika waschen, entkernen und ebenfalls in Würfel schneiden. Die Tomaten waschen, den Strunk entfernen und kleinschneiden.
3. Nun 2 EL Butterschmalz in einem Bräter erhitzen und das Hähnchen darin scharf anbraten. Herausnehmen, zur Seite stellen und die Zwiebeln im Bräter anschwitzen. Mit Paprikapulver würzen.
4. Im Anschluss das Tomatenmark, Paprika- und Tomatenwürfel sowie das Lorbeerblatt ebenfalls in den Bräter geben und mit 1/8 l Wasser ablöschen. Das Hähnchen wieder hinzugeben und alles mit Salz und Pfeffer würzen. Bei geschlossenem Deckel für 40 Minuten bei niedriger Wärmezufuhr köcheln lassen.
5. Nach 20 Minuten Garzeit nochmals mit 1/8 l Liter Wasser auffüllen.
6. Währenddessen die letzte Zwiebel schälen und in Ringe schneiden. Die Zwiebelringe in einer Pfanne mit etwas Öl anrösten.
7. Jetzt das Fleisch aus dem Bräter nehmen. Saure Sahne und Mehl in die Brühe geben und alles zu einer Sauce verrühren. Diese 3 Minuten köcheln lassen. Mit Salz und Pfeffer abschmecken.
8. Zum Schluss das Paprikahähnchen mit der Sauce zusammen anrichten und mit den Zwiebelringen garnieren. Mit etwas Majoran bestreuen.

Bauernpfanne

Nährwerte pro Portion: 363 kcal, 11 g KH, 19 g EW, 26 g FE
Punkte pro Portion: 5

Zutaten für 2 Portionen:

- 4 Eier
- 2 Tomaten
- 1 Schalotte
- 1 Paprikaschote, rot
- 2 EL Tomatenmark

- 1 EL Öl
- 1 Packung Feta
- Oregano
- Salz und Pfeffer

Zubereitung:

1. Zunächst das Gemüse vorbereiten. Hierzu die Paprika waschen, entkernen und in Würfel schneiden. Die Tomaten waschen und kleinschneiden.
2. Im Anschluss Öl in einer Pfanne erhitzen und die Schalotte darin glasig andünsten. Die Paprika hinzugeben und anbraten. Danach die Tomaten und das Tomatenmark hinzugeben, alles mit Salz, Pfeffer und Oregano abschmecken und vermengen. Den Pfanneninhalt in eine Schüssel füllen.
3. Nun in der gleichen Pfanne die Eier anbraten. Das Gemüse wieder hineingeben und vorsichtig verrühren.
4. Den Feta zerbröseln und über Eier und Gemüse geben. Fertig ist die Bauernpfanne, zu der man z. B. ein leckeres Brot genießen kann.

Portugiesisches Rindfleisch

Nährwerte pro Portion: 573 kcal, 15 g KH, 57 g EW, 27 g FE
Punkte pro Portion: 13

Zutaten für 4 Portionen:

- 1 kg Rindergulasch
- 130 g Speckstreifen
- 2 Zwiebeln
- 2 Knoblauchzehen
- 750 g Strauchtomaten

- 2 EL Olivenöl
- 150 ml Rotwein
- ½ TL Zimt
- 1 Lorbeerblatt
- Salz und Pfeffer

Zubereitung:

1. Zunächst die Tomaten mit heißem Wasser überbrühen, die Haut abziehen, die Kerne entfernen und das Fruchtfleisch in Würfel schneiden.

2. Anschließend das Gulasch waschen und mit einem Tuch trockentupfen. Die Zwiebeln schälen, halbieren und in feine Würfel schneiden. Den Knoblauch schälen und hacken.

3. Nun 1 EL Öl in einem Topf erhitzen und Zwiebeln, Knoblauch und Speck darin 3 Minuten anbraten. Herausnehmen und zur Seite stellen.

4. Das restliche Öl im Topf erhitzen und das Fleisch darin scharf anbraten. Mit Salz, Pfeffer und Zimt würzen. Die Zwiebel-Mischung hinzugeben und mit dem Rotwein ablöschen.

5. Danach Tomaten und Lorbeerblatt in den Topf geben und alles aufkochen lassen. Bei niedriger Wärmezufuhr für 1 ½ Stunden schmoren lassen. Dabei gelegentlich umrühren und nach Bedarf Wasser nachfüllen.

Portugiesischer Stockfisch

Nährwerte pro Portion: 318 kcal, 26 g KH, 26 g EW, 11 g FE
Punkte pro Portion: 8

Zutaten für 4 Portionen:

- 1 Stockfisch
- 500 g Kartoffeln in Stiften
- 300 g Zwiebeln in Scheiben
- 4 Eier
- 2 EL Öl
- 1 Knoblauchzehe
- ½ Bund Petersilie
- Salz und Pfeffer

Zubereitung:

1. Den Fisch für mindestens 24 Stunden in Wasser legen, dabei das Wasser gelegentlich auswechseln.
2. Anschließend den Fisch zerpflücken.
3. Nun die Eier in eine Schüssel schlagen und mit Salz und Pfeffer verquirlen.
4. Öl in einer Pfanne erhitzen und die Kartoffeln darin anbraten. Den Knoblauch schälen und in die Pfanne pressen. Gut vermengen und weiterbraten. Dann die Kartoffeln aus der Pfanne nehmen und zu Seite stellen.
5. Danach das restliche Öl in die Pfanne geben und die Zwiebeln darin anbraten. Fisch und Kartoffeln hinzugeben. Alles gut, aber vorsichtig vermengen.
6. Die Eier in die Pfanne geben und untermischen.
7. Zum Schluss alles mit der gehackten Petersilie garnieren.

Gemüse-Pilaw

Nährwerte pro Portion: 373 kcal, 43 g KH, 11 g EW, 17 g FE
Punkte pro Portion: 9

Zutaten für 6 Portionen:

- 250 g Bulgur
- 100 g Aprikosen
- 1 Aubergine
- 3 Tomaten
- 2 Zucchini
- 2 Zwiebeln
- 100 g Walnusskerne, gehackt

- 600 ml Gemüsebrühe
- 1 TL Chiliflocken
- 2 EL Tomatenmark
- 2 EL Olivenöl
- 1 TL Kreuzkümmel, gemahlen
- Salz und Pfeffer

Zubereitung:

1. Zunächst den Bulgur unter fließendem Wasser abspülen und abtropfen lassen. Die Zwiebeln schälen, halbieren und in Würfel schneiden. Die Tomaten waschen und ebenfalls würfeln. Auberginen und Zucchini waschen, der Länge nach halbieren und in Scheiben schneiden. Die Aprikosen putzen und in Würfel schneiden.

2. Im Anschluss das Öl in einem Topf erhitzen und die Zwiebeln darin glasig andünsten. Zucchini, Aubergine und Tomatenmark hinzugeben und anbraten.

3. Danach Aprikosen, Tomaten und Bulgur ebenfalls in den Topf geben und alles mit Chili, Kreuzkümmel, Salz und Pfeffer würzen. Mit der Gemüsebrühe ablöschen und für 15 Minuten bei niedriger Wärmezufuhr garen.

4. In der Zwischenzeit die Walnüsse in einer fettfreien Pfanne anrösten, unter das Pilaw rühren und zusammen auf Tellern anrichten.

Israelisches Hühnchen

Nährwerte pro Portion: 500 kcal, 33 g KH, 48 g EW, 17 g FE
Punkte pro Portion: 8

Zutaten für 2 Portionen:

- 400 g Hühnerbrust
- 1 Zwiebel
- 2 Orangen, in Stücken
- 150 ml Orangensaft
- 2 EL Olivenöl
- 3 EL Sherry

- 1 EL Speisestärke
- ¼ EL Zimt
- ¼ EL Ingwer
- 2 TL Dijon-Senf
- Salz und Pfeffer

Zubereitung:

1. Das Hühnchen waschen, trockentupfen und in Streifen schneiden. Die Zwiebel schälen, halbieren und in Ringe schneiden.
2. Öl in einer Pfanne erhitzen und die Zwiebelringe darin glasig andünsten. Das Hühnerfleisch hinzugeben und anbraten.
3. In der Zwischenzeit Ingwer, Stärke, Zimt und Senf vermischen und mit Sherry und Orangensaft verrühren.
4. Wenn das Hühnerfleisch angebraten ist, dieses zusammen mit den Zwiebeln aus der Pfanne nehmen, das Öl abgießen und Fleisch und Zwiebeln zurück in die Pfanne geben. Mit der Orangen-Mischung ablöschen und vermischen. Alles mit Salz und Pfeffer abschmecken. Die Mischung zum Kochen bringen und für 20 Minuten köcheln lassen.
5. Zum Schluss noch die Orangenstücke in die Pfanne geben und für weitere 2 bis 3 Minuten köcheln lassen.
6. Besonders gut passt Reis zum Hühnchen.

Hamshuka

Nährwerte pro Portion: 247 kcal, 11 g KH, 27 g EW, 10 g FE
Punkte pro Portion: 11

Zutaten für 4 Portionen:

- 500 g Lammhackfleisch
- 1 Knoblauchzehe
- 2 Zwiebeln
- 100 ml Gemüsebrühe
- 1 EL Olivenöl
- 1 EL Tomatenmark

- 1 EL Paprikapulver, edelsüß
- 2 EL Sesamsaat
- 1 Msp. Kreuzkümmel
- Chiliflocken nach Geschmack
- Petersilie, gehackt
- Salz

Zubereitung:

1. Zunächst das Öl in einer Pfanne erhitzen und das Hackfleisch darin anbraten.
2. In der Zwischenzeit die Zwiebeln schälen, halbieren und würfeln. Den Knoblauch schälen und hacken. Beides in die Pfanne geben und mitbraten.
3. Alles mit Salz, Chili, Kreuzkümmel und Paprika würzen und das Tomatenmark einrühren. Mit der Gemüsebrühe ablöschen.
4. Das Fleisch mit Sesam und Petersilie garnieren und zusammen mit Hummus servieren.

Tomatenrisotto

Nährwerte pro Portion: 251 kcal, 15 g KH, 20 g EW, 10 g FE
Punkte pro Portion: 8

Zutaten für 4 Portionen:

- 150 g Risottoreis
- 300 g Meeresfrüchte
- 1 Zwiebel
- 4 Tomaten
- 4 EL Parmesan, gerieben
- 100 ml Weißwein

- 10 EL passierte Tomaten
- 2 EL Olivenöl
- 1 TL Gemüsebrühe
- 3 Prisen Salz
- 500 ml Wasser

Zubereitung:

1. Zuerst die Zwiebel schälen, halbieren und in Würfel schneiden. Die Tomaten waschen und ebenfalls würfeln.
2. 1 EL Öl in einem Topf erhitzen und die Zwiebel darin glasig andünsten. Den Reis hinzugeben und mit Weißwein ablöschen.
3. Anschließend Tomaten und passierte Tomaten hinzugeben und mit Salz und Gemüsebrühe würzen.
4. Nun nach und nach Wasser einfließen lassen und das Risotto für 20 Minuten bei niedriger Wärmezufuhr köcheln lassen.
5. Das restliche Öl in einer Pfanne erhitzen und die Meeresfrüchte darin anbraten.
6. Sobald das Risotto fertig ist, Meeresfrüchte und Parmesan untermengen und anrichten.

Gebackener Feta

Nährwerte pro Portion: 539 kcal, 11 g KH, 33 g EW, 39 g FE
Punkte pro Portion: 11
Zutaten für 2 Portionen:

- 300 g Feta
- 1 Schalotte
- 1 Knoblauchzehe
- 6 Kirschtomaten
- 1 EL Pinienkerne
- 5 Oliven, schwarz ohne Stein

- 6 Thymianstiele
- 20 g getrocknete Tomaten
- 4 Sardellenfilets
- 1 TL Kapern
- 2 EL Pflanzencreme

Zubereitung:

1. Zunächst die Schalotte schälen, halbieren und in Würfel schneiden. Den Knoblauch schälen und hacken.
2. Die Pinienkerne in einer fettfreien Pfanne anrösten.
3. Anschließend Pinienkerne, Kapern, Oliven, Thymian, Sardellen und getrocknete Tomaten ebenfalls hacken und zusammen mit Knoblauch und Schalotten sowie der Pflanzencreme vermischen.
4. Die Tomaten waschen und in Scheiben schneiden.
5. Nun den Feta jeweils auf ein Stück Alufolie legen und mit Tomaten und Gemüsemischung belegen. Die Alufolien verschließen und für 15 Minuten auf dem Grill garen.

Zitronenfisch

Nährwerte pro Portion: 221 kcal, 5 g KH, 44 g EW, 3 g FE
Punkte pro Portion: 2

Zutaten für 2 Portionen:

- 400 g Fischfilet
- 100 ml klare Brühe
- 2 Zitronen
- 6 Blätter Salbei

- 2 Knoblauchzehen
- 1 EL Öl
- Salz und Pfeffer

Zubereitung:

1. Den Backofen zunächst auf 180 °C vorheizen und eine Auflaufform mit Öl einstreichen.
2. Anschließend den Knoblauch schälen und in Scheiben schneiden. Die Zitronen waschen und ebenso in Scheiben schneiden.
3. Die Fischfilets putzen und in die Auflaufform legen. Mit Salz und Pfeffer würzen und mit Knoblauch und Zitrone sowie den Salbeiblättern belegen. Mit der Brühe aufgießen und den Fisch für 15 Minuten backen.

Suppen

Suppen genießen im mediterranen Raum einen überraschend hohen Stellenwert. Wo hierzulande häufig zu Fertiggerichten aus Tüten gegriffen wird, um Suppenmahlzeiten zu „kreieren", ist im Mittelmeer-Raum die Suppe ein Ausdruck von Wohlbefinden für Körper und Seele. Dabei steckt der Genuss im Detail, wie Sie im Laufe dieses Kapitels erkennen werden. Eine Eigenkreation von Suppen, wie sie im Mittelmeer-Raum Gang und Gäbe ist, kann enorme Vorteile für die Gesundheit haben: Es werden keine zuckerangereicherten Fertigsuppen gegessen, sondern vitamin- und mineralstoffreiche Gerichte. Durch die in der Regel kalorienarmen Rezepte sind die Suppen optimal als Appetitzügler für zwischendurch geeignet. Warme Speisen optimieren die Verdauung und halten die Körpertemperatur im Winter konstant, wodurch sie den Energieverbrauch senken.

Wegen der vielen Spielräume und Zubereitungsmöglichkeiten von Suppen finden die Gerichte in Mittelmeer-Regionen phasenweise als Ersatz für das Mittagessen Anwendung. Stellen Sie sich diese machtvolle Kombination einmal vor: Zum Frühstück gibt es eines der frischen mediterranen Gerichte in diesem Buch, gefolgt von einer warmen und wohltuenden Suppe am Mittag, und dann kommt ein üppiges Abendessen. Bei letzterem dürfen Sie es – wie bereits bekannt – so richtig krachen lassen! So funktioniert die mediterrane Ernährung in vielen Regionen richtig. Sind dies nicht für jede Ernährungsform oder Diät optimale Aussichten?

Wenn Sie sich begeistert zeigen, dann...

- lassen Sie Thymian, Rosmarin und Salbei im Gazpacho miteinander verschmelzen.
- geben Sie dem ungarischen Eintopf mit Lorbeerblatt und Sauerkraut eine Chance.
- öffnen Sie sich gegenüber Kombinationen aus Zimt, Sternanis und Couscous.

Tun Sie Körper, Geist und Seele mit jedem der folgenden zehn Rezepte etwas Gutes!

Gazpacho

Nährwerte pro Portion: 449 kcal, 21 g KH, 5 g EW, 37 g FE
Punkte pro Portion: 9

Zutaten für 2 Portionen:

- 2 Paprika, rot
- 1 Zwiebel
- 1 Knoblauchzehe
- 4 EL Olivenöl
- 200 ml Gemüsefond
- ½ Zitrone, Schale und Saft

- 4 Zweige Thymian
- 2 Zweige Rosmarin
- 2 Blätter Salbei
- Paprikapulver, rosenscharf
- Salz und Pfeffer

Zubereitung:

1. Zunächst den Backofen auf 160 °C vorheizen und ein Backblech mit Backpapier auslegen.
2. Währenddessen die Paprika waschen, halbieren und die Kerne herauslösen. Die Paprikahälften auf das Backblech legen und mit der Hälfte des Öls beträufeln.
3. Nun den Knoblauch schälen und halbieren und zusammen mit Thymian und Rosmarin ebenfalls auf das Backblech legen. Alles mit Salz und Pfeffer würzen.
4. Das Backblech zunächst für 15 Minuten in den Backofen geben. Im Anschluss den Backofen auf Grillfunktion einstellen und das Backblech für weitere 15 Minuten im Backofen belassen.
5. Sobald die Paprika dunkle Blasen wirft, das Blech aus dem Ofen nehmen und alles mit einem feuchten Geschirrtuch abdecken. Nach ein paar Minuten die Paprika vom Blech nehmen und die Haut abziehen.
6. Im Anschluss die Zitrone auspressen und die Schale in Zesten reißen. Die Zwiebel schälen und hakken.
7. Nun Paprika zusammen mit Zwiebel, Knoblauch, Salbei, Zitronensaft und -zesten in einen Mixer geben, mit dem Gemüsefond auffüllen und alles pürieren.
8. Die Gazpacho zum Schluss mit Paprikapulver, Salz und Pfeffer abschmecken und mit dem restlichen Olivenöl vermengen.

Kürbissuppe

Nährwerte pro Portion: 157 kcal, 25 g KH, 5 g EW, 4 g FE
Punkte pro Portion: 2

Zutaten für 4 Portionen:

- 1 Hokkaido Kürbis
- 1 Zwiebel
- 100 ml Orangensaft
- 100 ml Milch, fettarm 1,5 %
- 1 l Gemüsebrühe
- 1 Vanilleschote
- 1 EL Öl

- 1 Zweig Rosmarin
- ½ TL Kardamom
- ½ TL Kreuzkümmel
- 1 Schuss Sojasauce
- 1 Stück Ingwer, daumendick
- 1 Prise Muskat
- Salz und Pfeffer

Zubereitung:

1. Zunächst den Kürbis waschen, vierteln und die Kerne mit einem Löffel herauslösen. Das Fruchtfleisch in kleine Stücke schneiden. Die Zwiebel schälen, halbieren und würfeln.
2. Im Anschluss Öl in einem Topf erhitzen und den Kürbis zusammen mit der Zwiebel darin andünsten.
3. In der Zwischenzeit die Vanilleschote halbieren und das Mark mit einem Messer herauskratzen. Mark und Schale ebenfalls in den Topf geben und mitdünsten.
4. Nun Kardamom, Chili, Kreuzkümmel und gehackten Ingwer hinzugeben und alles mit der Brühe ablöschen.
5. Anschließend Rosmarin und Muskat hineingeben und die Suppe für 30 Minuten köcheln lassen.
6. Zum Schluss den Topf vom Herd nehmen, Rosmarin und Vanilleschote herausnehmen und Orangensaft, Sojasauce und Milch eingießen. Alles mit dem Pürierstab pürieren und mit Salz und Pfeffer abschmecken.

Graupensuppe mit Kichererbsen

Nährwerte pro Portion: 397 kcal, 61 g KH, 13 g EW, 10 g FE
Punkte pro Portion: 9

Zutaten für 4 Portionen:

- 175 g Perlgraupen
- 425 g Kichererbsen
- 150 g Staudensellerie
- 100 g Lauch
- 150 g Möhren
- 1200 ml Gemüsebrühe
- 1 Bund Petersilie

- 2 Knoblauchzehen
- 2 EL Olivenöl
- 8 Backpflaumen
- 1 TL Kreuzkümmel, gemahlen
- 1 TL Zimt
- Salz und Pfeffer

Zubereitung:

1. Zuerst den Sellerie putzen und in Rauten schneiden. Die Möhren schälen und klein würfeln. Den Lauch putzen und in Streifen schneiden. Den Knoblauch schälen und hacken.
2. Anschließend Öl in einem Topf erhitzen und das Gemüse darin für 4 bis 5 Minuten bei mittlerer Wärmezufuhr andünsten.
3. Danach mit der Brühe ablöschen und mit Kreuzkümmel und Zimt würzen.
4. Alles zum Kochen bringen und die Graupen einfüllen. Für 15 Minuten kochen lassen.
5. Währenddessen die Kichererbsen unter fließendem Wasser abwaschen und zu den Graupen geben. Für weitere 10 bis 15 Minuten kochen.
6. Jetzt noch die Petersilie putzen und hacken und die Backpflaumen vierteln.
7. Den Eintopf zum Schluss mit Salz und Pfeffer abschmecken und mit Petersilie und Backpflaumen verfeinern. Nochmals aufkochen lassen und heiß servieren.

Ungarischer Eintopf

Nährwerte pro Portion: 379 kcal, 14 g KH, 24 g EW, 24 g FE
Punkte pro Portion: 9

Zutaten für 6 Portionen:

- 600 g Hackfleisch
- 500 g Sauerkraut
- 2 Zwiebeln
- 2 Knoblauchzehen
- 1 Paprika, gelb
- 2 EL Öl
- 500 ml Gemüsebrühe

- 400 g Tomaten, gehackt
- 20 g Petersilie
- 2 EL Tomatenmark
- 1 Lorbeerblatt
- Paprikapulver, rosenscharf
- Salz und Pfeffer

Zubereitung:

1. Zunächst die Zwiebeln schälen, halbieren und in Würfel schneiden. Den Knoblauch schälen und hacken. Die Paprika waschen, die Kerne entfernen und ebenfalls würfeln. Das Sauerkraut abgießen.
2. Nun Öl in einem Topf erhitzen und das Hackfleisch darin krümelig anbraten. Zwiebeln, Knoblauch und Paprika ebenfalls in den Topf geben und für 3 Minuten mitbraten. Alles mit Paprikapulver, Salz und Pfeffer würzen.
3. Im Anschluss das Tomatenmark hinzugeben und für 2 Minuten anrösten. Mit der Gemüsebrühe ablöschen und Sauerkraut und Tomaten in den Topf füllen. Noch das Lorbeerblatt hinzugeben und für 20 Minuten köcheln lassen.
4. Währenddessen die Petersilie putzen und hacken.
5. Den Eintopf zum Schluss mit der Petersilie garnieren und servieren.

Caldo Verde

Nährwerte pro Portion: 343 kcal, 34 g KH, 11 g EW, 17 g FE
Punkte pro Portion: 9

Zutaten für 4 Portionen:

- 700 g Kartoffeln
- 100 g Chorizo
- 80 g Kohlrabi-Blätter
- 1200 ml Gemüsebrühe
- 1 Knoblauchzehe
- 2 EL Olivenöl
- 1 TL Meersalz

Zubereitung:

1. Zunächst die Kartoffeln schälen und würfeln. Den Knoblauch schälen und hacken.
2. Nun die Gemüsebrühe in einen Topf füllen und Kartoffeln und Knoblauch darin für 20 Minuten bei hoher Wärmezufuhr kochen.
3. In der Zwischenzeit die Kohlrabi-Blätter waschen und in Streifen schneiden. Die Chorizo häuten und in Scheiben schneiden.
4. Nach Ende der Garzeit die Suppe mit Salz würzen und mit einem Stabmixer pürieren.
5. Im Anschluss Olivenöl, Kohlrabi-Blätter und Chorizo zur Suppe geben und für weitere 7 Minuten fertig garen.

Kichererbsen-Zitronensuppe

Nährwerte pro Portion: 370 kcal, 28 g KH, 17 g EW, 19 g FE
Punkte pro Portion: 4

Zutaten für 2 Portionen:

- 150 g Kichererbsen
- 2 Knoblauchzehen
- 2 Zwiebeln
- 2 Zucchini
- 200 g Naturjoghurt, fettarm 1,5 %
- 1 Zitrone
- 1 Ei
- 1 EL Rapsöl
- 5 Stiele Minze
- 600 ml klare Hühnerbrühe
- 1 TL Kumin
- 2 Prisen Kurkuma

Zubereitung:

1. Zunächst die Zwiebel schälen, halbieren und in Ringe schneiden. Die Zucchini waschen und der Länge nach in dünne Scheiben schneiden. Den Knoblauch schälen und hacken. Die Kichererbsen unter fließendem Wasser abspülen.

2. Anschließend Öl in einem Topf erhitzen und Zwiebeln, Knoblauch und Kumin darin dünsten. Mit der Brühe ablöschen und Kichererbsen und Zucchini hinzugeben. Mit Kurkuma würzen und die Suppe für 10 Minute bei geschlossenem Deckel und geringer Wärmezufuhr garen.

3. In der Zwischenzeit die Zitrone halbieren und auspressen. Den Saft mit dem Joghurt und dem Ei vermengen. Die Minze putzen und die Blätter abzupfen.

4. Die Suppe vom Herd nehmen, etwas abkühlen und die Joghurt-Mischung langsam einrühren.

5. Zum Schluss die Suppe nochmals abschmecken und anrichten.

Gemüsesuppe auf orientalische Art

Nährwerte pro Portion: 176 kcal, 30 g KH, 8 g EW, 2 g FE
Punkte pro Portion: 5

Zutaten für 2 Portionen:

- 100 g Kichererbsen
- 200 g Zucchini
- 200 g Möhren
- 60 g Couscous
- 4 Aprikosen, getrocknet
- 3 Chilischoten

- 2 Sternanis
- 1200 ml Gemüsebrühe
- 1 Zimtstange
- ½ TL Kreuzkümmel
- 5 Stiele Petersilie
- Salz

Zubereitung:

1. Zunächst die Kichererbsen in eine Schüssel geben, mit Wasser bedecken und über Nacht einweichen lassen.
2. Am nächsten Tag die Kichererbsen abgießen und in einem Topf mit Salzwasser für 30 Minuten kochen.
3. Währenddessen die Möhren schälen und in Scheiben schneiden. Die Zucchini waschen und der Länge nach in Scheiben schneiden.
4. In einen zweiten Topf die Gemüsebrühe füllen und aufkochen lassen. Möhren, Chili, Zimt, Kreuzkümmel und Sternanis hinzugeben und bei mittlerer Wärmezufuhr für 15 Minuten köcheln lassen.
5. In der Zwischenzeit die Aprikosen kleinschneiden und nach 10 Minuten Garzeit zusammen mit den abgegossenen Kichererbsen, dem Couscous und der Zucchini in den Topf geben.
6. Nun noch die Petersilie zupfen und hacken.
7. Die Suppe mit Salz abschmecken und mit der Petersilie garnieren.

Knoblauchsuppe

Nährwerte pro Portion: 304 kcal, 10 g KH, 9 g EW, 25 g FE
Punkte pro Portion: 7

Zutaten für 6 Portionen:

- 200 g Mandeln
- 6 Knoblauchzehen
- 50 g Oliven
- 2 Tomaten
- 1 Paprikaschote, rot
- 1 l Gemüsebrühe

- enöl
- 1 Bund Petersilie
- 3 TL Paprikapulver
- 1 TL Rauchsalz
- Salz und Pfeffer
- 1 EL Oliv

Zubereitung:

1. Zunächst den Knoblauch schälen und hacken. Die Oliven entsteinen und kleinschneiden. Die Petersilie putzen und ebenfalls hacken.
2. Olivenöl in einem Topf erhitzen und Knoblauch, Oliven und Petersilie darin anbraten. Mandeln hinzugeben, kurz anrösten und mit der Gemüsebrühe ablöschen.
3. Nun die Paprika waschen, entkernen und in Stücke schneiden. Die Tomaten waschen und würfeln. Beides in den Topf geben und die Suppe für 20 Minuten köcheln lassen.
4. Zum Schluss die Suppe mit den Gewürzen abschmecken und mit einem Stabmixer pürieren.

Tomatensuppe mit Mozzarella

Nährwerte pro Portion: 266 kcal, 18 g KH, 11 g EW, 13 g FE
Punkte pro Portion: 5

Zutaten für 3 Portionen:

- 500 g passierte Tomaten
- 100 ml Rotwein
- 1 Kugel Mozzarella
- 2 Knoblauchzehen
- 1 EL Aceto Balsamico

- 1 Handvoll Basilikum
- Zucker
- Gemüsebrühe
- 1 EL Olivenöl
- Salz und Pfeffer

Zubereitung:

1. Die Knoblauchzehen halbieren und in einem Topf mit Olivenöl anrösten. Den Knoblauch dann herausnehmen und die Tomaten einfüllen. Aufkochen und mit Zucker, Salz und Pfeffer abschmecken.
2. Nun Balsamico, etwas Gemüsebrühe und Rotwein hineingießen und die Suppe für 10 Minuten köcheln lassen.
3. In der Zwischenzeit den Mozzarella in Würfel schneiden und auf zwei Tellern verteilen. Das Basilikum putzen und hacken.
4. Die fertige Suppe auf den Tellern anrichten und mit Basilikum garnieren.

Paprika-Auberginen-Suppe

Nährwerte pro Portion: 298 kcal, 18 g KH, 10 g EW, 20 g FE
Punkte pro Portion: 4

Zutaten für 6 Portionen:

- 2 Auberginen
- 2 Knoblauchzehen
- 2 Paprikaschoten, rot
- 2 Paprikaschoten, gelb
- 2 Paprikaschoten, grün
- 1 l Dickmilch, fettarm 1,5 %

- 2 Auberginen
- 2 Knoblauchzehen
- 2 Paprikaschoten, rot
- 2 Paprikaschoten, gelb
- 2 Paprikaschoten, grün
- 1 l Dickmilch, fettarm 1,5 %

Zubereitung:

1. Zunächst die Auberginen waschen und in Würfel schneiden. Die Paprikaschoten waschen, entkernen und ebenfalls würfeln. Den Knoblauch schälen und hacken.
2. Öl in einem Topf erhitzen und die Auberginen darin für 3 Minuten anbraten. Mit der Gemüsebrühe ablöschen und für 10 Minuten kochen lassen.
3. Anschließend die Suppe pürieren und abkühlen lassen.
4. Nun die Dickmilch einrühren und Paprika und Knoblauch hineingeben. Mit Cayennepfeffer, Salz und Pfeffer abschmecken.
5. Zum Schluss die Suppe noch mit der zuvor gehackten Minze garnieren.

Desserts

Die Desserts des Mittelmeer-Raums haben sich auch einen Weg in die Herzen von Personen außerhalb der Mittelmeer-Regionen gebahnt. Während die Gerichte und Mahlzeiten vereinzelt noch zu exotisch und mühevoll erscheinen, muten die Desserts mit ihrer Einfachheit hochattraktiv an. Aller Einfachheit zum Trotz, mangelt es nicht an Kreativität; dessen dürfen Sie sich sicher sein und die Desserts mit größten Erwartungen angehen. Zehn Rezepte, zehn Desserts, zehn weitere Wege, den mediterranen Künsten zu verfallen!

- Lust auf Klassiker? Dann probieren Sie es mit Zabaione – dem Dessert mit einem Schuss Champagner.
- Etwas für größere Zusammenkünfte gesucht? Die Kurkuma-Muffins und das türkische Kuchendessert Revani-Irmik Tatlisi warten mit reichlich Portionen auf.
- Soll es einfach sein? In diesem Fall sind das Manchego-Mousse und das Mousse au Chocolat genau das Richtige für Sie.

Herzhafte Desserts wie das Tiramisu und die Orangencreme mit Feigen runden das Angebot ab. Der sorgfältigen Auswahl mit Blick auf Zutaten und Nährstoffzusammensetzung zum Trotz handelt es sich nach wie vor um Desserts. Desserts stehen weder für eine vollwertige Ernährung noch lassen sie sich als definitiv der Gesundheit zuträglich bezeichnen. Gönnen Sie sich deswegen die folgenden Desserts lediglich an Tagen, an denen Sie eine geringe Kalorieneinnahme verzeichnen oder an einem ausgewählten Wochenendtag. So gehen Sie dem Risiko eines Diät-Crashs aus dem Weg und stellen sicher, dass der Genuss umso größer ausfällt.

Gewissenhaft Süßes zu sich nehmen? Gehen Sie diese Mission mit den zehn Dessert-Rezepten dieses Kapitels verantwortungsvoll an.

Ustipke

Nährwerte pro Portion: 232 kcal, 44 g KH, 7 g EW, 2 g FE
Punkte pro Portion: 8

Zutaten für 6 Portionen:

- 250 g Mehl
- 150 ml Wasser, lauwarm
- 120 ml Milch, fettarm 1,5 %
- 80 g Puderzucker
- 30 g Naturjoghurt, fettarm 1,5 %

- 2 Eier
- 1 Würfel Hefe
- 1 TL Zucker
- 1 TL Salz

Zubereitung:

1. Zunächst aus Eiern, Zucker, Hefe, Mehl, Salz und Wasser einen homogenen Teig herstellen.
2. Danach Joghurt und Milch nach und nach hinzufügen und unterkneten.
3. Den Teig zugedeckt für 15 bis 20 Minuten quellen lassen.
4. Währenddessen Öl in einem Topf erhitzen. Den Teig im Anschluss löffelweise in den Topf geben und goldgelb ausbacken.
5. Die Bällchen zum Schluss noch mit dem Puderzucker bestäuben.

Doce de bolacha

Nährwerte pro Portion: 359 kcal, 30 g KH, 9 g EW, 22 g FE
Punkte pro Portion: 11

Zutaten für 6 Portionen:

- 1 Packung Butterkekse
- 250 ml Milch, fettarm 1,5 %
- 1 Dose Kondensmilch, fettarm 4 %
- 6 Eigelb

- 100 ml Espresso
- 2 Päckchen Vanillezucker
- 2 Päckchen Sahnesteif
- 400 ml Sahneersatz zum Schlagen, 19 % Fett

Zubereitung:

1. Zunächst die Kondensmilch in einen Topf füllen und das Eigelb einrühren. Milch und Vanillezucker hinzugeben, verrühren und unter ständigem Rühren aufkochen. Sofort vom Herd nehmen, sobald die Milch zu kochen beginnt.
2. Nun wird die Creme geschichtet. Dafür zunächst einen Teil der Milch-Mischung in eine Schüssel füllen, einige Kekse durch den Espresso ziehen und auf die Creme legen. So weiter schichten, bis nur noch ein paar Kekse übrig sind. Den Abschluss bildet eine Schicht Creme.
3. Jetzt noch Sahneersatz steifschlagen und auf das Schichtdessert geben. Die restlichen Kekse zerbröseln und über die Creme streuen.
4. Vor dem Verzehr das Dessert für mindestens 1 Stunde kaltstellen.

Revani-Irmik Tatlisi

Nährwerte pro Portion: 141 kcal, 28 g KH, 4 g EW, 1 g FE
Punkte pro Portion: 5

Zutaten für 25 Portionen:

- 6 Eier
- 300 g Mehl
- 300 g Grieß
- 100 g Zucker
- 100 ml Milch, fettarm 1,5 %
- 1 Pck. Vanillezucker

- 1 Pck. Backpulver
- 200 ml Wasser
- 100 g Zucker
- 50 g Puderzucker
- Saft einer halben Zitrone

Zubereitung:

1. Zunächst die Eier in eine Schüssel schlagen und mit Zucker und Vanillezucker schaumig schlagen. Im Anschluss Mehl, Grieß und Backpulver hinzugeben und für 3 Minuten verkneten.
2. Den Backofen auf 180 °C vorheizen und eine Auflaufform einfetten. Den Teig in die Form füllen und für ٣٠ Minuten backen.
3. Währenddessen das Wasser zusammen mit dem Zitronensaft in einen Topf füllen und Zucker und Puderzucker einrühren. Bei niedriger Wärmezufuhr für 20 Minuten einkochen lassen. Dabei ständig rühren.
4. Wenn der Kuchen fertig ist, diesen aus dem Ofen nehmen und zuerst mit Milch und dann mit dem Sirup tränken.

Mousse au Chocolat

Nährwerte pro Portion: 230 kcal, 15 g KH, 4 g EW, 16 g FE
Punkte pro Portion: 10

Zutaten für 8 Portionen:

➢ 200 g Zartbitter-Schokolade
➢ 250 ml Sahneersatz zum Schlagen, 19 % Fett
➢ 3 Eier

Zubereitung:

1. Zunächst die Eier trennen. Das Eiweiß steifschlagen und in den Kühlschrank stellen.
2. Im Anschluss Sahneersatz steifschlagen und ebenfalls kühlen.
3. Währenddessen 100 g der Schokolade fein reiben und die restliche Schokolade in kleine Stücke brechen und über einem Wasserbad zum Schmelzen bringen. Die Schokolade dann etwas abkühlen lassen.
4. In der Zwischenzeit das Eigelb aufschlagen und zügig die etwas abgekühlte Schokolade unterrühren.
5. Nun zuerst Sahneersatz und dann das Eiweiß vorsichtig unterheben.
6. Zum Schluss noch die geriebene Schokolade untermengen und die Mousse in eine Dessertschüssel füllen. Zugedeckt am besten über Nacht in den Kühlschrank stellen.

Orangencreme mit Feigen

Nährwerte pro Portion: 206 kcal, 32 g KH, 10 g EW, 4 g FE
Punkte pro Portion: 6

Zutaten für <u>4 Portionen:</u>

- 200 g Joghurt, fettarm 1,5 %
- 200 g Frischkäse, 0,2 % Fett
- 300 g Orangen
- 80 g getrocknete Datteln
- 1 EL Honig
- 20 g Pistazienkerne

- 2 Gewürznelken
- 1 Zimtstange
- ½ TL Zimt
- ½ TL Speisestärke
- 2 Feigen

Zubereitung:

1. Zunächst die Orangen abwaschen, mit einem Tuch trocknen und die Schale sehr fein abreiben. Anschließend die Orangen halbieren und auspressen.
2. Nun 3 EL des Orangensaftes in ein Schälchen geben und mit Stärke vermischen. Den restlichen Orangensaft zusammen mit Nelken und Zimt in einen Topf geben, die Stärke einrühren und alles kurz aufkochen lassen. Vom Herd nehmen und durchziehen lassen.
3. Währenddessen die Datteln entsteinen und würfeln. In eine Schüssel geben und zur Seite stellen.
4. Aus dem Topf jetzt Zimtstange und Nelken herausnehmen und den Saft über die Datteln gießen. Den Saft danach abkühlen lassen.
5. In der Zwischenzeit Joghurt, Frischkäse, Zimtpulver, Honig und Orangenschalen in eine Schüssel geben und cremig rühren. Die Pistazienkerne hacken.
6. Jetzt noch die Feigen waschen und achteln. Die Creme in Dessertgläsern anrichten und mit der Sauce verfeinern. Mit Feigen garnieren und mit Pistazien bestreuen.

Zabaione

Nährwerte pro Portion: 205 kcal, 10 g KH, 7 g EW, 13 g FE
Punkte pro Portion: 4

Zutaten für <u>2 Portionen:</u>

➢ 4 Eigelb
➢ 120 ml Champagner
➢ 4 TL Kokosblütenzucker
➢ 2 Prisen Kaffeepulver

Zubereitung:

1. Zunächst einen Topf auf den Herd stellen und Eigelb, Champagner und Kokosblütenzucker hineingeben.
2. Unter ständigem Schlagen auf 70 °C erhitzen. So wird die Creme dick und schaumig. Aber Vorsicht: die Creme darf zu keinem Zeitpunkt kochen. Lieber den Topf ab und zu einmal vom Herd nehmen.
3. Die Zabaione in zwei Dessertgläser füllen und mit Kaffeepulver bestreuen.

Joghurt aus dem Orient

Nährwerte pro Portion: 151 kcal, 11 g KH, 8 g EW, 8 g FE
Punkte pro Portion: 3

Zutaten für 4 Portionen:

➢ 200 g griechischer Joghurt, fettarm
➢ 100 g Magerquark
➢ 50 g Walnusskerne
➢ 2 Orangen
➢ ½ TL Zimt

Zubereitung:

1. Zunächst die Walnüsse in eine Pfanne geben und anrösten. Anschließend auskühlen lassen.
2. Danach die Schale der Orangen abschälen und das Fruchtfleisch in Scheiben schneiden. Dabei den Saft auffangen.
3. Walnüsse und Orangenscheiben zusammen in Dessertgläser füllen.
4. Nun aus Joghurt, Magerquark und Orangensaft eine Creme rühren und diese ebenfalls in die Gläser füllen.
5. Zum Schluss mit Zimt verfeinern.

Kurkuma-Muffins

Nährwerte pro Portion: 150 kcal, 12 g KH, 2 g EW, 10 g FE
Punkte pro Portion: 3

Zutaten für 12 Portionen:

- 130 g Mehl
- 100 g Xucker
- 100 g Halbfettmargarine
- 150 ml Sojamilch
- 50 g Kokosflocken

- 1 Eiersatz (1 EL Sojamehl vermischt mit 2 bis 3 EL Wasser)
- 1 TL Kurkuma
- 1 TL Backpulver
- ½ TL Vanilleextrakt
- ¼ TL Natron

Zubereitung:

1. Zunächst den Backofen auf 180 °C vorheizen und ein Muffinblech einfetten oder mit Papierförmchen auslegen.
2. Anschließend Mehl, Natron, Xucker, Backpulver, Kurkuma und Margarine in eine Schüssel geben und verkneten. Nach und nach Sojamilch einrühren.
3. Danach Eiersatz in die Schüssel geben und untermengen. Kokosflocken und Vanilleextrakt ebenfalls hinzugeben und alles gut verkneten.
4. Den Teig in die vorbereiteten Förmchen füllen und für 50 Minuten im Ofen backen.

Apfel-Tiramisu

Nährwerte pro Portion: 205 kcal, 37 g KH, 11 g EW, 1 g FE
Punkte pro Portion: 4

Zutaten für 8 Portionen:

- 500 g Magerquark
- 200 g Frischkäse mit Joghurt, 0,2 % Fett
- 70 g Löffelbiskuit
- 1 Tasse Espresso
- 4 EL Puderzucker

- 4 Äpfel
- 4 TL Agavendicksaft
- ½ Zitrone
- etwas Kakaopulver

Zubereitung:

1. Zunächst den Espresso mit 1 TL Agavendicksaft süßen. Die Äpfel schälen, entkernen und in dünne Scheiben schneiden.
2. Im Anschluss die Apfelscheiben zusammen mit 2 EL Wasser, dem restlichen Agavendicksaft, Zitronensaft und 1 TL Zitronenschalen in einen Topf geben und aufkochen, die Hitze reduzieren und für 3 bis 5 Minuten köcheln lassen.
3. Das Apfelkompott in eine Schüssel füllen und erkalten lassen.
4. In der Zwischenzeit Magerquark, Frischkäse und Puderzucker in eine Schüssel geben und cremig rühren.
5. Nun zunächst die Löffelbiskuits in eine Auflaufform geben, mit etwas Espresso beträufeln und Apfelkompott und Quarkcreme darüber geben.
6. Das Tiramisu zugedeckt für mindestens 4 Stunden kaltstellen.
7. Vor dem Servieren etwas Kakaopulver über das Tiramisu streuen.

Manchego-Mousse

Nährwerte pro Portion: 151 kcal, 1 g KH, 7 g EW, 12 g FE
Punkte pro Portion: 3

Zutaten für 8 Portionen:

➢ 150 g Sahneersatz zum Schlagen, 19 % Fett
➢ 2 Eier
➢ 4 Blätter Gelatine

➢ 2 Stücke Manchego
➢ etwas Gemüsebrühe
➢ Salz und Pfeffer

Zubereitung:

1. Zunächst die Gelatine in Wasser einweichen. Ein Stück Käse fein reiben und zusammen mit Sahneersatz in einen Topf füllen. Unter Rühren solange erhitzen, bis der Käse geschmolzen ist.
2. Nun das zweite Stück Käse in Scheiben schneiden und diese zunächst Beiseite stellen.
3. Im Anschluss die Eier trennen. Das Eigelb ebenfalls in den Topf geben und unterrühren. Die ausgedrückte Gelatine in der Sahne auflösen.
4. Sobald die Sahne zu gelieren beginnt, das Eiweiß zu Schnee schlagen und unter die Sahne-Mischung heben.
5. Abgeschmeckt wird die Mousse nun mit Salz, Pfeffer und Gemüsebrühe.
6. Eine Kastenform mit Frischhaltefolie auslegen und die Mousse hineingeben. Im Kühlschrank für 2 bis 3 Stunden kaltstellen.
7. Vor dem Verzehr die Mousse aus der Form stürzen, auf Tellern verteilen und mit dem in Scheiben geschnittenen Käse verfeinern.

Hoher Aufwand, großer Genuss

Haben Sie schon einmal von einem Gericht gehört, bei dem das Steak zwei Stunden geschmort wird? Ist Ihnen zu Ohren gekommen, wie in Marseille die Fischer stundenlang geduldig dafür arbeiten, um die Komponenten einer Bouillabaisse zusammenzutragen? Wussten Sie schon, dass Sie bei dem ein oder anderen spanischen Restaurant eine Paella mehrere Stunden vorher bestellen müssen, da das Gericht im Zuge der Zubereitung einen hohen Zeitaufwand in Anspruch nimmt?

All diese Erkenntnisse sind Teil dieses Kapitels. Machen Sie sich keineswegs Sorgen, wie Sie den hohen Aufwand bewerkstelligt bekommen. Die Kunst ist, sich einen Tag im Monat oder sogar einen Tag alle zwei Wochen frei zu nehmen, um entspannt kochen zu können. Aufgrund des hohen Aufwands eignen sich die nachfolgenden zehn Gerichte in diesem Kapitel allem voran für Zusammenkünfte mehrerer Personen: Ob mit der Familie, Freundinnen, Arbeitskollegen oder in einer anderen harmonischen Konstellation – mit den folgenden zehn Gerichten machen Sie jeden Abend zu etwas Besonderem! Kommen Sie bereits gegen Nachmittag oder am frühen Mittag mit Personen zusammen oder nehmen Sie sich die Zeit für sich selbst. Bereiten Sie dann in einer Runde mit anderen oder allein das Gericht Ihrer Wahl zu, welches daraufhin bedingungslos genossen wird!

Nach dem Abendessen ist dies die zweite Kategorie des Kochbuchs, die Sie mit einer Geschmacksexplosion erwartet. Zelebrieren Sie diese, denn an Auswahl mangelt es im Rahmen der folgenden zehn Rezepte nicht:

- Lernen Sie die Klassiker unter den Klassikern kennen: Bouillabaisse, Paella und Moussaka.
- Schauen Sie dem Ofensteak beim stundenlangen Schmoren zu, bis es perfekt durch ist.
- Bereiten Sie Couscous-Bällchen mit einer unvorstellbaren Vielfalt an Gewürzen zu.

Ein letztes Mal der Appell: Ran an die Gewürze, Kräuter, Auberginen und sonstigen Frischewunder, die das Mittelmeer für begeisterte Köche und Köchinnen bereithält!

Bouillabaisse

Nährwerte pro Portion: 491 kcal, 13 g KH, 91 g EW, 7 g FE
Punkte pro Portion: 1

Zutaten für 6 Portionen:

- 1 kg Fischabschnitte (Köpfe, Gräten)
- 1,5 kg Fischfilet
- 4 Knoblauchzehen
- 1 Zwiebel
- 4 Möhren
- 5 Tomaten
- 2 Kartoffeln
- 1 Fenchelknolle
- 2 Stiele Petersilie und Thymian
- 1 Sternanis
- 1 Lorbeerblatt
- 1 EL Olivenöl
- 1 Döschen Safranfäden
- Salz und Pfeffer

Zubereitung:

1. Zunächst den Fond für die Suppe herstellen. Hierzu die Fischabschnitte säubern und in einem großen Topf mit 1 ½ l Wasser bei geringer Wärmezufuhr aufkochen lassen. Nicht zu schnell aufkochen, da der Fond sonst zu trüb wird.
2. In der Zwischenzeit die Zwiebel schälen, halbieren und fein würfeln. Den Knoblauch schälen und hacken. Die Hälfte der Möhren schälen und in Scheiben schneiden. Die Kartoffeln schälen und würfeln. Die Tomaten waschen und halbieren. Thymian und Petersilie putzen.
3. Das zuvor vorbereitete Gemüse in den Topf geben und Lorbeer, Sternanis und 1 EL Salz hinzufügen. Für 30 Minuten ohne Deckel köcheln lassen. Dabei gelegentlich den Schaum mit einer Kelle abschöpfen.
4. Nun das restliche Gemüse schälen, waschen und in Stücke schneiden. Das Fischfilet säubern und in mundgerechte Stücke schneiden.
5. Öl in einem Topf erhitzen und das Gemüse dort für 3 Minuten andünsten. Den Fischfond durch ein Sieb passieren und in den Topf füllen, Safran hinzugeben und für 5 Minuten köcheln lassen.
6. Jetzt das Fischfilet hinzugeben und für weitere 8 bis 10 Minuten garen. Mit Salz und Pfeffer abschmecken.

Paella

Nährwerte pro Portion: 530 kcal, 21 g KH, 49 g EW, 26 g FE
Punkte pro Portion: 13

Zutaten für 6 Portionen:

- ½ Brathähnchen
- 14 Miesmuscheln
- 500 g Schweinenacken
- 8 Tintenfischringe
- 6 Garnelen
- 3 Tomaten
- 5 Knoblauchzehen
- 2 Paprikaschoten, rot und grün

- 500 ml Hühnerbrühe
- 200 g Reis
- Saft einer Zitrone
- 2 g Safran
- 1 EL Olivenöl und Sonnenblumenöl
- 2 EL Zucker
- Salz und Pfeffer

Zubereitung:

1. Zunächst das Hähnchen in 8 Teile zerteilen. Den Schweinenacken waschen, trockentupfen und in mundgerechte Stücke schneiden. Die Paprika waschen, entkernen und würfeln. Den Knoblauch schälen und hacken. Die Tomaten kleinreiben und mit 2 EL Zucker vermengen.
2. Eine Paella-Pfanne auf den Herd stellen und beide Öl-Sorten darin erhitzen.
3. Nun Paprika, Schweinenacken und Hähnchen hineingeben und anbraten. Mit Salz und Pfeffer würzen und anschließend aus der Pfanne nehmen und zur Seite stellen.
4. Garnelen und Tintenfische in die gleiche Pfanne geben und kurz scharf anbraten. Den Zitronensaft hineingießen, alles vermengen und ebenfalls zur Seite stellen.
5. Jetzt Fleisch, Paprika, Knoblauch und Tomaten zurück in die Pfanne geben und einkochen lassen. Mit der Hühnerbrühe ablöschen und aufkochen lassen. Den Reis hinzufügen und alles mit Safran und Salz würzen.
6. Die Pfanne für 35 Minuten bei 190 °C in den Backofen geben.
7. Nach 25 Minuten die Meeresfrüchte in die Pfanne legen und alles durchziehen lassen.

Couscous-Bällchen auf einem Gemüsebett

Nährwerte pro Portion: 532 kcal, 80 g KH, 17 g EW, 15 g FE
Punkte pro Portion: 13

Zutaten für <u>4 Portionen:</u>

- 425 g Kichererbsen
- 500 g Staudensellerie
- 150 g Couscous
- 250 ml Orangensaft
- 250 ml Gemüsebrühe
- 250 g Cocktailtomaten
- 250 g Zucchini
- 4 Zwiebeln
- 1 Knoblauchzehe

- 2 ½ EL Agavendicksaft
- 1 EL Orangen-Senf-Soße
- 1 EL Tomatenmark
- 1 TL Zitronensaft
- 1 EL gehackte Petersilie
- 35 g Speisestärke
- Kreuzkümmel
- Salz und Pfeffer
- 4 EL Öl

Zubereitung:

1. Zunächst die Zwiebeln schälen, halbieren und würfeln.
2. 1 EL Öl in einer Pfanne erhitzen und die Hälfte der Zwiebeln darin glasig dünsten. Mit 150 ml Wasser ablöschen und mit dem Orangensaft auffüllen. Den Couscous hinzugeben und für 5 Minuten quellen lassen.
3. Anschließend die Stärke zusammen mit dem Zitronensaft, einem ½ EL Agavendicksaft, und der Orangen-Senf-Soße unter den Couscous mengen und mit Salz, Pfeffer und Kreuzkümmel abschmecken.
4. Den Sellerie putzen und in Rauten schneiden. Die Kichererbsen abtropfen lassen. Die Zucchini waschen, die Enden entfernen und in Würfel schneiden. Die Tomaten waschen. Den Knoblauch schälen und fein hacken.
5. In einer zweiten Pfanne 1 EL Öl erhitzen und darin die restlichen Zwiebeln zusammen mit den Kichererbsen 5 Minuten köcheln. Den restlichen Agavendicksaft und das Tomatenmark einrühren und karamellisieren lassen.
6. Jetzt den Knoblauch, die Zucchini, den Sellerie und die Tomaten in die Pfanne geben und mitgaren. Alles mit der Brühe ablöschen und bei mittlerer Wärmezufuhr für 5 Minuten köcheln. Mit Salz, Pfeffer und Kreuzkümmel abschmecken und die Petersilie unterrühren.
7. Aus dem Couscous mit feuchten Händen ca. 16 Bällchen formen. Das restliche Öl in einem flachen Topf erhitzen und die Bällchen darin von allen Seiten anbraten.
8. Das Gemüse auf Tellern anrichten, die Bällchen auflegen und servieren.

Kürbis-Linsen-Suppe

Nährwerte pro Portion: 524 kcal, 57 g KH, 20 g EW, 22 g FE
Punkte pro Portion: 5

Zutaten für 6 Portionen:

- 1 Hokkaidokürbis
- 2 Zucchini
- 3 Knoblauchzehen
- 2 Zwiebeln
- Ingwer, 4 cm
- 300 g gelbe Linsen
- 400 g Kirschtomaten
- 1 Granatapfel
- 2 Avocados

- 2 Lorbeerblätter
- 2 EL Öl
- 2 EL Agavendicksaft
- 3 TL Gemüsebrühe (instant)
- 1 EL Currypulver
- Salz und Pfeffer
- 2 Limetten
- 150 g griechischer Joghurt, fettarm 0,2 %

Zubereitung:

1. Zunächst den Kürbis waschen, vierteln, die Kerne entfernen und das Fruchtfleisch in Würfel schneiden. Die Zucchini waschen und ebenfalls würfeln. Die Schale der Zwiebeln entfernen, halbieren und hacken. Den Knoblauch schälen und ebenfalls hacken. Den Ingwer schälen und würfeln.
2. Das Öl in einem Topf erhitzen und Zwiebeln, Knoblauch und Ingwer darin anrösten. Anschließend Kürbis und Zucchini hinzugeben und für 5 Minuten anbraten.
3. Währenddessen die Linsen abspülen und ebenfalls in den Topf geben. 1 EL Curry hinzugeben und mit 1,4 l Wasser und dem Agavendicksaft ablöschen und aufkochen. Die Gemüsebrühe einrühren und die Lorbeerblätter hinzufügen. Die Suppe mit Salz und Pfeffer würzen und diese für 20 Minuten bei mittlerer Wärmezufuhr köcheln lassen.
4. In der Zwischenzeit die Tomaten unter fließendem Wasser waschen und vierteln. Den Granatapfel halbieren und die Kerne mit einem Löffel herauslösen. Die Avocados halbieren, den Stein entfernen, das Fruchtfleisch mit einem Löffel herauslösen und kleinschneiden. Das Fruchtfleisch mit der Hälfte des Limettensaftes marinieren.
5. Die Suppe grob pürieren und die Tomaten in der Suppe erwärmen. Joghurt einrühren, dabei darauf achten, dass die Suppe nicht mehr kocht. Mit Salz, Pfeffer und dem restlichen Limettensaft abschmecken.

Geschmorte Ofensteaks

Nährwerte pro Portion: 764 kcal, 48 g KH, 48 g EW, 35 g FE
Punkte pro Portion: 13

Zutaten für <u>4 Portionen</u>:

- ➢ 4 Hüftsteaks
- ➢ 250 g Kirschtomaten
- ➢ 100 g Oliven, grün, entsteint
- ➢ 1 Zwiebel
- ➢ 1 Knoblauchzehe
- ➢ 700 g Kartoffeln

- ➢ 3 Paprikaschoten
- ➢ 2 EL Mehl
- ➢ 3 EL Öl
- ➢ ¼ l Rotwein
- ➢ Salz und Pfeffer

Zubereitung:

1. Zunächst die Zwiebel schälen, halbieren und würfeln. Den Knoblauch schälen und hacken. Die Paprikaschoten waschen, entkernen und in Würfel schneiden. Die Tomaten waschen.
2. Nun das Fleisch waschen, trockentupfen und mit Salz und Pfeffer würzen. Von beiden Seiten im Mehl wenden.
3. Eine Pfanne mit etwas Öl einstreichen, erhitzen und die Steaks darin scharf anbraten. Anschließend in eine Auflaufform legen.
4. Danach 1 EL Öl in der Pfanne erhitzen und Zwiebeln, Knoblauch und das restliche Gemüse darin andünsten. Alles mit Salz und Pfeffer abschmecken und mit dem Rotwein ablöschen. 200 ml Wasser eingießen und alles für 2 Minuten kochen lassen. Das Gemüse über den Steaks verteilen und für 2 Stunden bei 150 °C im Ofen schmoren.
5. Währenddessen die Kartoffeln schälen und in einen Topf mit Salzwasser für ca. 20 Minuten garen.
6. In der Zwischenzeit die Oliven hacken. Die Kartoffeln abgießen, dabei 200 ml des Wassers auffangen und zusammen mit 2 EL Olivenöl über die Kartoffeln geben. Die Kartoffeln zu Kartoffelstampf verarbeiten. Die Oliven untermengen und mit Salz abschmecken.
7. Den Kartoffelstampf zusammen mit den Steaks und dem Gemüse anrichten.

Kitchari

Nährwerte pro Portion: 382 kcal, 43 g KH, 18 g EW, 14 g FE
Punkte pro Portion: 6

Zutaten für 4 Portionen:

- 200 g gelbe Mung Dal
- 100 g Basmati-Reis, Vollkorn
- 125 g Möhren, geraspelt
- 125 g Zucchini, geraspelt
- 2 TL Garam Masala
- 1 Stück Ingwer, daumengroß
- 1 Stück Kurkumawurzel, daumengroß
- ½ TL Kardamom
- 2 EL Kokosflocken
- 250 g Babyspinat
- ½ TL Pfeffer, schwarz
- jeweils 1 TL gemahlener Koriander, gemahlener Kreuzkümmel, Fenchelsamen, Meersalz
- jeweils 1 EL gemahlener Kurkuma, schwarze Senfsamen, Kreuzkümmelsamen
- 1,2 l Wasser
- 2 EL Ghee
- Optional:
- 1 TL Senfsamen

Zubereitung:

1. Zunächst die Mung Dal zusammen mit dem Reis für mindestens eine Stunde in Wasser einweichen. Das Wasser danach abgießen und Mung Dal und Reis gründlich abwaschen.
2. Nun die Gewürze in eine Schale füllen. Ingwer und Kurkuma schälen und hacken.
3. Das Ghee in einen Topf geben und erhitzen. Die Gewürze, Ingwer, Kurkuma und Kokosflocken hinzugeben. Bei mittlerer Wärmezufuhr eine Minute anbraten.
4. Nun Mung Dal und Reis zusammen in den Topf füllen, kurz anbraten und mit Wasser ablöschen. Alles aufkochen lassen und anschließend die Wärmezufuhr reduzieren. Alles für ca. 20 Minuten köcheln lassen.
5. Nach Garzeitende das Gemüse hinzugeben und alles für weitere 20 Minuten köcheln lassen. Dabei gelegentlich umrühren. Nach Bedarf mit Wasser anreichern.
6. Währenddessen den Spinat putzen und kleinschneiden. 1 TL Senfsamen in eine Pfanne geben und anrösten. Da diese aufspringen am besten den Deckel aufsetzen. Etwas Ghee ebenfalls in der Pfanne zerlassen, den Spinat hineingeben und diesen bei mittlerer Hitze so lange braten, bis er zusammengefallen ist. Zum Schluss noch mit Salz und Pfeffer würzen und zusammen mit dem Kitchari servieren.

Lammfilet auf mediterranem Gemüse

Nährwerte pro Portion: 647 kcal, 27 g KH, 37 g EW, 41 g FE
Punkte pro Portion: 13

Zutaten für 2 Portionen:

- 300 g Lammfilet
- 1 Zucchini
- 1 Aubergine
- 2 Paprika
- 3 Tomaten

- 1 Zwiebel
- 1 Knoblauchzehe
- 2 Zweige Rosmarin
- 5 EL Olivenöl
- Salz und Pfeffer

Zubereitung:

1. Zunächst die Lammfilets waschen und mit Salz und Pfeffer würzen. In einen Gefrierbeutel geben, 3 EL Olivenöl und die Rosmarinzweige hinzugeben.
2. Die Zwiebel schälen, halbieren und hacken. Den Knoblauch ebenfalls schälen und fein hacken. Nun 1 EL Öl in einer Pfanne erhitzen und beides darin anrösten.
3. Nun Zucchini, Aubergine und Tomaten waschen und in Stücke schneiden. Die Paprika waschen, entkernen und ebenfalls stückeln.
4. Die Gemüsestücke zusammen mit der Zwiebel und dem Knoblauch in einen zweiten Beutel geben.
5. Das Gemüse im Wasserbad für 50 Minuten garen, das Fleisch für 30 Minuten.
6. Anschließend das restliche Öl in einer Pfanne erhitzen und das Filet darin scharf anbraten.
7. Zum Schluss das Filet auf Tellern anrichten und das Gemüse als Beilage servieren.

Ungarisches Gulasch

Nährwerte pro Portion: 379 kcal, 12 g KH, 37 g EW, 16 g FE
Punkte pro Portion: 7

Zutaten für 6 Portionen:

- 1 kg Rindfleisch, aus der Keule
- 3 Paprikaschoten, rot
- 3 Knoblauchzehen
- 250 g Zwiebeln
- 200 ml Rotwein, trocken
- 50 g Schweineschmalz

- 5 EL Tomatenmark
- 3 TL Paprikapulver, edelsüß
- 1 Prise Zucker
- 2 TL Paprikapulver, geräuchert
- Salz und Pfeffer

Zubereitung:

1. Zunächst das Fleisch waschen, trockentupfen und in mundgerechte Stücke schneiden. Die Zwiebeln schälen, halbieren und fein würfeln. Den Knoblauch schälen und hacken.
2. Schmalz in einem Topf erhitzen und Zwiebeln und Knoblauch darin glasig dünsten. Mit beiden Paprikapulvern bestäuben.
3. Anschließend das Fleisch in den Topf geben und bei mittlerer Wärmezufuhr ca. 5 Minuten braten. Mit Kümmel und Salz würzen. Das Tomatenmark hinzugeben und anrösten. Alles mit 250 ml kochendem Wasser ablöschen, mit dem Rotwein auffüllen und bei mittlerer Wärmezufuhr für 2 bis 2,5 Stunden schmoren.
4. In der Zwischenzeit die Paprikaschoten waschen, entkernen und in Würfel schneiden. Zum Fleisch geben und für weitere 30 Minuten garen.
5. Das Gulasch zum Schluss mit 1 Prise Zucker und Salz abschmecken.

Manti mit Joghurtsauce

Nährwerte pro Portion: 475 kcal, 72 g KH, 23 g EW, 10 g FE
Punkte pro Portion: 13

Zutaten für 6 Portionen:

- Für den Teig:
- 500 g Mehl
- 175 ml Wasser
- 2 Eier
- 1 TL Salz
- Für die Füllung:
- 200 g Rinderhackfleisch

- 2 Zwiebeln
- jeweils ½ TL Kreuzkümmel, Paprikapulver, Minze, Salz und Pfeffer
- Petersilie
- Für die Sauce:
- 700 g Naturjoghurt, fettarm 1,5 %
- 4 Knoblauchzehen
- ½ TL Salz

Zubereitung:

1. Zunächst das Mehl in eine Schüssel sieben. Eier, Wasser und Salz hineingeben und alles zu einem homogenen Teig verarbeiten. Den Teig abdecken und für 30 Minuten gehen lassen.
2. Währenddessen die Zwiebeln schälen, halbieren und fein würfeln. Das Hackfleisch zusammen mit den Zwiebeln, einer Handvoll Petersilie und den Gewürzen in eine Schüssel geben und verkneten.
3. Nun den Teig auf einer bemehlten Arbeitsfläche sehr dünn ausrollen und in 3 cm große Quadrate schneiden. Jeweils ½ TL der Hackmasse auf die Quadrate legen und zu einem Dreieck formen.
4. Die Teiglinge in einem Topf mit Salzwasser für 5 Minuten köcheln lassen.
5. In der Zwischenzeit die Sauce herstellen. Hierfür den Knoblauch schälen und pressen. Zusammen mit Joghurt und Salz vermischen.
6. Die Manti abgießen und auf Tellern zusammen mit der Sauce anrichten.

Moussaka

Nährwerte pro Portion: 423 kcal, 24 g KH, 24 g EW, 24 g FE
Punkte pro Portion: 13

Zutaten für 6 Portionen:

- 500 g Kartoffeln
- 1 Zwiebel
- 2 Knoblauchzehen
- 2 Auberginen
- 3 Tomaten
- 2 Eier

- 100 g Gouda, gerieben
- 250 g Béchamelsauce
- 500 g Hackfleisch, gemischt
- 1 EL Olivenöl
- 1 EL Majoran, gehackt
- 3 TL Tomatenmark

Zubereitung:

1. Zunächst die Kartoffeln in einem Topf mit Salzwasser 20 Minuten kochen. Anschließend abgießen und pellen.
2. Nun die Auberginen waschen und in Scheiben schneiden. Mit Salz würzen und 15 Minuten entwässern lassen.
3. In der Zwischenzeit den Knoblauch schälen und hacken. Die Zwiebel schälen, halbieren und würfeln. Die Tomaten waschen, den Strunk entfernen und ebenfalls würfeln.
4. Die Béchamelsauce mit den Eiern in eine Schüssel geben und vermischen. Den Reibekäse unterrühren.
5. Im Anschluss die Auberginenscheiben trockentupfen und in einem zweiten Topf Öl erhitzen. Es sollte genug Öl im Topf sein, damit es zum Frittieren reicht. Die Auberginen darin bei mittlerer Hitze frittieren. Herausnehmen und abtropfen lassen.
6. Jetzt 1 EL Öl in einer Pfanne erhitzen und das Hackfleisch darin krümelig anbraten. Zwiebeln, Knoblauch und Tomatenmark hinzufügen und für 2 Minuten mitbraten. Die Tomatenwürfel in die Pfanne geben und alles mit Salz, Pfeffer und Majoran würzen. Mit 200 ml Wasser ablöschen.
7. Danach die Kartoffeln in Scheiben schneiden und abwechselnd mit Hackfleisch und Auberginen in eine Auflaufform schichten. Mit der Béchamelsauce übergießen und für 30 Minuten bei 200 °C backen.

Schlusswort

Die mediterrane Ernährung hat Ihnen keine Tabus aufgezeigt. Wie angekündigt, durften Sie sich beim Nachkochen der Rezepte an Sherry, Rotwein, Weißwein und Portwein ergötzen und der Leichtigkeit sowie dem mediterranen Flair frönen. Hoffentlich hat Sie dies auf den Geschmack gebracht, weiter in diese Richtung zu forschen:

- Denken Sie darüber nach, in den Mittelmeer-Raum zu fahren und vor Ort die Gerichte auszukosten?
- Möchten Sie intensiver und regelmäßiger Zusammenkünfte mit anderen Personen im Rahmen umfangreicher Mahlzeiten bei bester Stimmung abhalten?
- Sind Sie neugierig darauf, weitere Rezepte im Internet, in Rezeptbüchern und in den sozialen Medien aufzufinden, um sie in die Tat umzusetzen?

All dies sind positive Ansätze, die eines zeigen: Sie genießen das Leben! Die *Dolce Vita*, le *Savoir-Vivre* und die *Siesta* warten auf Sie. Die gesamte mediterrane Philosophie hat Ihre Pforten für Sie geöffnet. Nun liegt es an Ihnen, aus den großartigen Erfahrungen hilfreiche Lehren fürs Leben zu ziehen. Ob Sie sich entscheiden, öfter zu entschleunigen oder einfach nur etwas mehr Rücksicht auf die Frische in der Ernährung zu nehmen – es liegt ganz bei Ihnen, wie groß der Gewinn aus diesem Kochbuch ausfällt.

Wie sehr ein Kochbuch und eine Ernährungsform das Leben positiv verändern können, hängt immer von der Bereitschaft der Personen dazu ab. Bereitschaft ist an Motivation geknüpft. Motivation hängt vom zeitlichen Rahmen sowie der Atmosphäre ab. Wenn Sie sich im Verlauf der Zubereitung einiger umfangreicher Gerichte die erforderliche Zeit geduldig genommen haben, waren Sie motiviert. Wenn Sie motiviert waren, waren Sie bereit. Und wenn Sie bereit waren, haben das jeweilige Gericht und dessen Zubereitung Ihr Leben positiv geprägt. Sind Sie imstande, all diese Tugenden und die vorbildliche Einstellung immer wieder aufs Neue an den Tag zu legen, dann wird Ihnen dieses Kochbuch mit all den Genüssen und der Kreativität auch weiterhin dabei helfen.

Legen Sie nun einen festen Plan fest, nach welchem Sie fortfahren möchten. Möchten Sie mit der mediterranen Kost weiterhin abnehmen? Dann bleiben Sie dran, halten Sie die Kalorienzufuhr im gesunden Rahmen. Ist die Mittelmeer-Ernährung ein kulinarisches Experiment gewesen? Dann versuchen Sie, in derselben, mehrwertbietenden Richtung mit dem Experimentieren fortzufahren. Fehlen Ihnen weitere mediterrane Rezepte? Dann halten Sie Ausschau nach weiteren Rezeptbüchern.

Was auch immer sie machen: Verwenden Sie nach Möglichkeit keine Rezepte aus dem Internet, da diese häufig hinsichtlich der Kalorienangaben nicht korrekt sind. Des Weiteren sind einige Rezepte der mediterranen Ernährung zugeordnet, obwohl sie gar keine mediterranen Gerichte sind. Setzen Sie deswegen immer auf spezialisierte Rezeptbücher, die niemals perfekt, aber dennoch professionell und mit Liebe zum Detail zusammengestellt sind. Die abschließende Hoffnung ist, dass Sie dieses Kochbuch als ebenjenes detail- und liebevolle Werk mit professionellen Ansprüchen wahrgenommen haben.

Dem Abschluss dieses Buchs und seiner 80 Rezepte zum Trotz beginnt die Reise für Sie an dieser Stelle erst richtig! Sie haben nun alle Freiheiten und das Kochbuch als Inspiration und frischen Wind im Rükken, um die Küchen der Welt voller Begeisterung zu erkunden. Dabei sei Ihnen nur das Beste gewünscht. Viel Spaß und vielleicht auf ein baldiges Widersehen in einem der weiteren Werke!

www.ingramcontent.com/pod-product-compliance
Lightning Source LLC
Chambersburg PA
CBHW080600030426
42336CB00019B/3277